輸血検査苦手克服BOOK

奥田 誠 編集

医歯薬出版株式会社

This book is originally published in Japanese
under the title of :

YUKETSUKENSA NIGATE KOKUFUKU BOOK
（Textbook for mastering challenges on Transfusion Testing）

Editor :
OKUDA, Makoto
Toho University Omori Medical Center

© 2025 1st ed.

ISHIYAKU PUBLISHERS, INC.
　7-10, Honkomagome 1 chome, Bunkyo-ku,
　Tokyo 113-8612, Japan

●本書は月刊「Medical Technology」Vol. 48 No.13（2020 年 12 月臨時増刊号）「輸血検査 苦手克服
BOOK」を加筆・修正し，書籍として再刊したものです．

発刊にあたって

　安全で適正な輸血医療を提供するために，検査室が担う役割は非常に大きいものがあります．特に輸血関連検査は，検査の適否が患者の生命に直結するという側面から，予期せぬ反応・トラブルが生じた際にも迅速かつ適切な対応が行えるよう，確かな知識と高い技術力が求められています．

　そのような背景をふまえ，雑誌 Medical Technology では「基礎知識をわかりやすく」，そして「学んだ知識を実践で活かせるように」のコンセプトから，2020 年に臨時増刊号『輸血検査 苦手克服 BOOK』（48巻 13 号）を発刊しました．この増刊号は読者の方々から大変好評をいただき，早々に完売となったため，このたび内容をさらにブラッシュアップし，書籍の形であらためて皆さまにお届けいたします．書籍化にあたっては，この間に改訂された輸血関連の各種ガイドラインを踏まえて情報をアップデートするとともに，全体を見直し，より正確でわかりやすい記述となるよう工夫しました．

　各章では，今さら聞けない基本用語の解説から，知っておきたい検査の知識・コツ・工夫など，特に新人技師や日当直者がつまずきやすい点・不安に感じる点・理解に難渋する点に焦点を当てまとめています．また模擬症例を用いた「症例問題」を作成いただき，さまざまなケースに対してどのように考え対応を進めていけばいいのか，シミュレーションしながら実践的な知識を身につけていただける構成としています．さらには，読者から寄せられた輸血検査にかかわる疑問・質問にお答えいただく「輸血検査 Q&A」のコーナーもぜひ一読いただきたいところです．

　本書を活用いただくことで，輸血検査に抱いていた苦手意識を払拭し，自信をもって検査を行うための知識・技術を習得いただけることを願っています．さらに安全な輸血医療を提供するための一助としていただければこのうえない喜びです．

　最後になりますが，ご多忙のなか本書のコンセプトを汲んでご執筆くださいました諸先生方に，心より御礼を申し上げます．

2025 年 1 月
東邦大学医療センター大森病院　輸血部
東邦大学医学部　臨床検査医学講座
奥田　誠

CONTENTS

PART 01 血液型検査

2 STEP 1 ABO・RhD 血液型検査の基本を学ぶ（浅野尚美）

2	ABO 血液型の基礎知識	7	ABO・RhD 血液型検査法の手順
3	RhD 血液型の基礎知識	14	予期せぬ反応
4	ABO・RhD 血液型検査	15	輸血用血液製剤の血液型
6	血液型検査用検体の採血時の注意点		

16 STEP 2 予期せぬ反応の原因と対応を整理する（井手大輔）

16	予期せぬ反応を認めた場合の 基本的な対応の流れ	28	原因⑩ 胎児母体間輸血症候群
		28	原因⑪ 連銭形成
19	原因① 汎血球凝集	29	原因⑫ 不規則抗体
20	原因② 後天性（獲得性）B	29	原因⑬ 母体から移行した 抗体による反応
21	原因③ 寒冷凝集素や自己抗体の結合		
21	原因④ 疾患による抗原の減弱	30	原因⑭ 高分子製剤輸注後／ 造影剤投与後
22	原因⑤ 亜型		
26	原因⑥ 新生児／高齢者	30	原因⑮ 低・無γグロブリン血症
26	原因⑦ 型物質の異常増加	30	原因⑯ ABO 不適合造血幹細胞 移植後
27	原因⑧ 異型輸血後		
27	原因⑨ キメラ／モザイク		

36 STEP 3 症例問題で学ぶ トラブルケースの考え方と対処法（道野淳子）

PART 02 不規則抗体検査

62 STEP 1 不規則抗体検査を理解するための基本用語集（井手大輔）

62	Keyword① 不規則抗体	63	Keyword③ 不規則抗体 スクリーニング
63	Keyword② 臨床的意義のある抗体		

| 64 | Keyword④ 不規則抗体同定検査 | 69 | Keyword⑬ 可能性の高い抗体,否定できない抗体 |

64 | Keyword④ 不規則抗体同定検査
65 | Keyword⑤ 間接抗グロブリン試験
65 | Keyword⑥ 反応増強剤
66 | Keyword⑦ 生理食塩液法
66 | Keyword⑧ 酵素法
67 | Keyword⑨ カラム凝集法
67 | Keyword⑩ マイクロプレート法
67 | Keyword⑪ 直接抗グロブリン試験
68 | Keyword⑫ 量的効果

69 | Keyword⑬ 可能性の高い抗体,否定できない抗体
70 | Keyword⑭ 消去法
71 | Keyword⑮ 高頻度抗原に対する抗体,低頻度抗原に対する抗体
71 | Keyword⑯ 2-ME, DTT
71 | Keyword⑰ 吸着(吸収),解離
72 | Keyword⑱ Fisher 確率計算法

74 STEP 2 不規則抗体の種類と臨床的意義を整理する（国分寺 晃）

74 | 不規則抗体とは
74 | 不規則抗体の「臨床的意義」とは
75 | AHTR・DHTR・HDFN
77 | 不規則抗体と輸血用血液製剤の選択
80 | ABO 血液型（抗 A, 抗 B, 抗 A,B）
80 | H 抗原（抗 H, 抗 HI）
81 | Rh 血液型（抗 E, 抗 c など）
81 | Duffy 血液型（抗 Fy^a, 抗 Fy^b）
81 | Kidd 血液型（抗 Jk^a, 抗 Jk^b）

82 | Diego 血液型（抗 Di^a, 抗 Di^b）
82 | Kell 血液型（抗 K）
82 | JR 血液型（抗 Jr^a）
82 | MNS 血液型（抗 M, 抗 N, 抗 S, 抗 s）
83 | Lewis 血液型（抗 Le^a, 抗 Le^b, 抗 Le^{ab}, 抗 Le^c, 抗 Le^d など）
83 | P1PK および Globoside 血液型（抗 P1, 抗 P, 抗 $PP1P^k$）
84 | Xg 血液型（抗 Xg^a）

85 STEP 3 不規則抗体スクリーニング・同定の手順と注意点を学ぶ（丸山美津子）

85 | 不規則抗体スクリーニング・同定の目的と意義
85 | 不規則抗体スクリーニング・同定の準備
89 | 不規則抗体の検査法
92 | 抗体スクリーニング陽性から抗体同定までの流れ

92 | 抗体同定の過程で必要となる基本的な知識
94 | 抗体同定の手順
99 | IAT 単独で抗体スクリーニングを行う場合
100 | 不規則抗体検査の限界

106 STEP 4 症例問題で学ぶ 抗体同定の進め方とポイント（森山昌彦）

v

PART 03 交差適合試験

146 STEP 1 交差適合試験の基本を学ぶ (日高陽子)

146	交差適合試験とは	150	交差適合試験の手順
146	交差適合試験に用いる検体	150	結果の解釈
147	交差適合試験を行う前に	153	交差適合試験の限界
148	交差適合試験の方法	154	生後4か月未満の児
149	主試験	155	血小板濃厚液と新鮮凍結血漿の
149	副試験		交差適合試験

156 STEP 2 コンピュータクロスマッチの基本と注意点を知る (日高陽子)

156	コンピュータクロスマッチとは	157	コンピュータクロスマッチの
156	コンピュータクロスマッチの条件		メリット・デメリット

162 STEP 3 症例問題で学ぶ 交差適合試験の実践と考え方 (天本貴広)

PART 04 新生児・乳児の輸血検査／母児不適合妊娠の輸血検査 (川畑絹代)

185	ABO血液型検査	187	新生児・乳児への輸血製剤
185	RhD血液型検査	188	胎児・新生児溶血性疾患（HDFN）
185	不規則抗体検査	190	HDFNの輸血関連検査
186	交差適合試験	194	Case
186	コンピュータクロスマッチ		

PART 05 造血幹細胞移植患者の移植前後の 輸血検査・輸血療法 （水村真也）

200	輸血検査で必要な造血幹細胞移植に関する知識
202	造血幹細胞移植前後に行う輸血検査
203	ABOミスマッチ造血幹細胞移植後の血液型検査と輸血療法
203	ドナー血液型への変更条件
205	Case01
208	Case02
212	Case03

PART 06 緊急輸血の対応と輸血検査 （村井良精）

221	Case01-1
224	Case01-2
227	Case02
231	Case03

PART 07 輸血副反応発生時の対応と輸血検査 （山田麻里江）

238	輸血副反応の報告体制の構築
240	検査室におけるおもな対応
243	輸血副反応の分類
244	輸血感染症
246	溶血性輸血反応（HTR）
248	非溶血性輸血反応
255	Case

輸血検査 Q&A （松浦秀哲）

33	❶ 凝集反応の判定のコツを教えてください
58	❷ オモテ・ウラ不一致時の対応は？
101	❸ 輸血検査の結果に影響する要因を教えてください
104	❹ PEG-IATにおける偽陽性の原因・対策は？
142	❺ 輸血拒否患者への対応を教えてください
159	❻ 新任技師の教育をどうしていますか？
216	❼ 輸血の専門用語の伝え方を教えてください
234	❽ 医師・技師間のコミュニケーションのポイントは？

vii

PART
1

血液型検査

PART
01

血液型検査

STEP1．ABO・RhD 血液型検査の基本を学ぶ

浅野尚美（岡山大学病院　輸血・細胞療法部）

　ABO および RhD 血液型検査は，不適合輸血を起こさないための輸血前検査として重要な検査です．また，血液型不適合妊娠による新生児黄疸の場合の情報にもなります．輸血において血液型判定の誤りは重篤な溶血性輸血反応を引き起こします．本稿で ABO および RhD 血液型の基礎を再確認し，検査法の概要や検査時の注意点について学びましょう．

ABO 血液型の基礎知識

　1900 年，Landsteiner により ABO 血液型が発見され，それまで命がけの治療法であった輸血が劇的に安全な治療法となりました．ABO 血液型は 4 種類に分類されます（**表 1**）．

表1　ABO 血液型の分類

	赤血球膜上の抗原	血漿（血清）中の抗体	日本人の頻度（％）
A 型	A 抗原	抗 B	39.1
O 型	なし	抗 A・抗 B	29.4
B 型	B 抗原	抗 A	21.5
AB 型	A 抗原・B 抗原	なし	10.0

　現在，45 種類の血液型が確認されていますが，ABO 血液型は他の血液型と異なり，赤血球上に存在しない抗原に対する抗体が血漿（血清）中に存在します．つまり，A 型の人は B 抗原を持たないため抗 B を，B 型の人は A 抗原を持たないため抗 A を保有し，O 型の人は A 抗原も B 抗原も持たないため抗 A と抗 B を保有しています．これは，自分自身が持っていない抗原に対する抗体を保有するという ABO 血液型の原則で，「Landsteiner の法則」といいます．この原則に基づき，赤血球上の抗原と血漿（血清）中の抗体を調べて血液型を判定します．ちなみに，AB 型の人は A 抗原と B 抗原を持って

いるため抗Aも抗Bも保有していません.

　ABO血液型で重要なもう一つの点は，血漿（血清）中に存在する抗Aや抗Bの大部分がIgM型であるということです．IgMは分子量が大きく，抗Aや抗BとA抗原やB抗原が反応した場合，体内で抗原抗体反応を起こし，補体を活性化して血管内溶血を起こします．そのため，ABO血液型不適合輸血による重篤な溶血性輸血反応を起こさないよう，正しく血液型判定を行う必要があります.

構造と遺伝

　ABO血液型の抗原構造は糖鎖抗原で，赤血球上では糖脂質として存在します．血液型の土台となる基礎物質のH抗原に，A転移酵素が作用しN-アセチルガラクトサミンが付加されるとA抗原となり，B転移酵素が作用しD-ガラクトースが付加されるとB抗原となります．O型はA抗原もB抗原も持たず，AB型はA抗原とB抗原の両方を持っています．また，ABO血液型物質は，赤血球上のみならず，唾液，尿，胃液など体液中にも存在します.

　ABO遺伝子は，第9染色体の長腕に存在します．A型，B型，O型の形質はメンデルの法則に従い，両親から遺伝子の一方を受け継ぐ形で遺伝します．O遺伝子はA遺伝子，B遺伝子に対して潜性（劣性）で，たとえばA遺伝子とO遺伝子のヘテロ接合体であるA/OはA型となります．O遺伝子がホモ接合体（O/O）の場合にO型となりますが，A遺伝子とB遺伝子に優劣はないため，そのヘテロ接合体（A/B）はAB型となります.

RhD血液型の基礎知識

　Rh血液型は，1940年にLandsteinerとWienerによってD抗原が発見されてからこれまでに，D，C，E，c，e抗原など56種類の抗原が報告されています．特にD抗原は免疫原性（免疫反応や抗体産生を促す能力）が非常に高く（**表2**），輸血や妊娠によって産生された抗Dは，重篤な溶血性輸血反応や胎児・新生児溶血性疾患を引き起こすため，輸血や妊娠時のRh血液型検査では，必ずD抗原を調べます．一方，C，E，c，e抗原は，D抗原に比べ免疫原性が低いため，通常のRh血液型検査では調べません.

表2　おもな血液型の相対的免疫原性	
抗　原	免疫原性
A・B	100
RhD	80
K	10
E・c	3
Fy^a	0.4
Jk^a	0.1

1 U（約 450 mL）の輸血を受けた時に血液型陰性の個人が
抗体をつくる頻度から推定.

（William's Hematology, 6th ed. より引用）

構造と遺伝

　Rh 血液型の抗原構造は蛋白抗原で，Rh 血液型抗原は赤血球のみに発現しています．Rh 血液型をコードする遺伝子は第 1 染色体の短腕に存在しており，D 陰性のヒトは通常，*RhD* 遺伝子を欠失しています．日本人における D 陰性の割合は約 0.5％です．

　RhD 血液型は，D 陽性，D 陰性のほかに weak D，partial D などの変異型が存在します．weak D は D 抗原量が少ないタイプで，通常，抗 D 判定用試薬との直後判定が陰性で，D 陰性確認試験が陽性となります（→p.9〜11）．partial D は，RhD 抗原の一部のエピトープ（抗原決定基）が欠損した RhD 亜型で，通常，ポリクローナル抗 D と陽性，モノクローナル抗 D と陰性〜弱陽性で反応に差を認めますが，単一のモノクローナル抗 D で確実に検出できるわけではありません．

ABO・RhD 血液型検査

ABO 血液型検査

　ABO 血液型検査は，赤血球膜上の A 抗原，B 抗原を調べるオモテ検査と，血漿（血清）中の抗 A と抗 B を調べるウラ検査があり，オモテ検査とウラ検査の結果が一致することで血液型が判定できます．

RhD 血液型検査

　RhD 血液型は，抗 D 試薬を用いて抗原の有無を調べますが，寒冷凝集素

や直接抗グロブリン試験（direct antiglobulin test；DAT）陽性赤血球で偽陽性反応を示す場合があるため，必ず抗D試薬の添付文書に従ってRhコントロール試薬を使用します．

Rhコントロール試薬が直後判定で陽性の場合は寒冷凝集素の影響の可能性を確認し，D陰性確認試験で陽性の場合はDAT陽性の可能性を確認します．確認された影響因子を排除して再度検査を行い，RhD血液型を判定します．

検査法の種類と特徴

ABO・RhD血液型検査には，試験管法，スライド法，カラム凝集法，マイクロプレート法があり，各方法の特徴を踏まえたうえで検査を行います（表3）．

表3 血液型検査法の種類と特徴

	検査法	特　徴
用手法	試験管法	・標準法として推奨される方法 ・特別な機器が不要で，試薬・機材が安価である ・遠心時間が短く，血液型判定に要する時間が短い ・手技や目視判定に技術差が生じる可能性がある
	スライド法	・簡便で凝集する過程が観察できる ・部分凝集の観察に適しており，追加検査として有用である ・ウラ検査ができないため，この方法のみでの血液型判定はできない
自動分析装置	カラム凝集法	・反応像が明確で客観性に優れており，判定に技術差が生じない ・反応結果を保存できる ・専用の機器は高額で遠心時間が長く，試験管法に比べ血液型判定に要する時間が長い ・ABO血液型検査のウラ検査の凝集は試験管法に比べ弱い傾向にある ・RhD血液型検査のRhコントロールはメーカーにより解釈が異なるため注意する
	マイクロプレート法	・血液型検査は，試験管法と同じ直接凝集法を測定原理としている ・判定に技術差が生じず，試験管法に比べ判定が容易 ・専用の機器は高額である ・部分凝集の判定がないため，弱い凝集として検出される可能性がある ・ABO血液型の試験管法において弱い凝集反応は，より弱く検出される場合がある

注意点

不規則抗体検査は固相法が測定原理で，凝集反応の解釈が異なるため注意する（図1）．

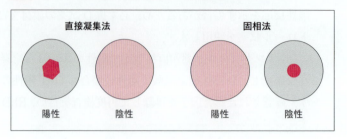

図1 マイクロプレート法における凝集反応のイメージ

血液型検査用検体の採血時の注意点

採血管の種類

　用手法で検査を行う場合は，抗凝固剤添加（血漿検体），無添加（血清検体）のどちらも使用できます．自動分析装置で検査を行う場合は，赤血球層が凝固していると赤血球浮遊液の作製ができないため，抗凝固剤添加の採血管しか使用できません．ただし，いずれも分離剤入りの採血管はオモテ検査に用いる赤血球層が使用できないため用いることはできません．

患者確認の重要性

　血液型検査においては，患者誤認や採血管の検体誤認などの人為的誤りによる血液型誤登録を確実に防止する必要があります．採血の際に名乗れる患者には名乗ってもらったうえで採血するなど，検体ラベルと患者の照合確認などの手順を院内で決めておきましょう．

検体到着時の確認

　患者氏名や患者番号などの患者を識別するための情報が採血管に記載されていることを確認します．検体ラベルが貼られていない検体や氏名の記載がない検体は，検査に用いることができません．また，システムを使った到着確認や依頼用紙との照合確認などの際に，採血管に記載された患者氏名と異なる場合も，血液型検査に使用せず状況を確認する必要があります．

　患者の確認に引き続き，採血量や検体の状態を確認します．特に検体が凝固している場合は，フィブリンの析出により偽陽性を示す場合があるので注意しましょう．

ABO・RhD血液型検査法の手順

- **検体準備**

  ❶ 患者検体を1,500 G（半径15 cmの場合3,000 rpm）で5分間遠心します（図2）．

  図2 検体処理

  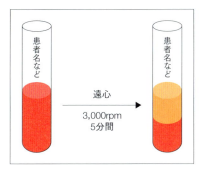

  ❷ 患者氏名など識別番号を記した試験管に血漿（血清）を分離します．
  ❸ 患者氏名など識別番号を記した試験管に2～5%の赤血球浮遊液を調製します．
  　ⅰ 上記試験管に生理食塩液を約1 mL分注し，スポイトで患者赤血球沈渣層から赤血球を1滴（約50 μL）加え混和します．
  　ⅱ 洗浄ビンで生理食塩液を試験管の7～8分目まで入れ混和します．
  　ⅲ 凝集判定用遠心機（3,000～3,400 rpm）で1～2分間遠心します．
  　ⅳ スポイトを使用して，または，試験管を傾け，上清を除きます．
  　ⅴ 生理食塩液を約1 mL加え，混和します．

- **Check 試験管法**

  - **機器・機材**
    ・凝集判定用遠心機
    ・検体分離用遠心機
    ・試験管
    ・スポイト（1滴：約50 μL）
    ・洗浄ビン

注意点

生理食塩液を加える時には飛び散らないように注意する．飛び散った液体が他の患者用の試験管に入ると検査結果に影響を及ぼす．

MEMO

市販の赤血球試薬の1滴の色調を参考に調製する．

試薬

- 抗 A 試薬（青色）
- 抗 B 試薬（黄色）
- A_1 赤血球試薬
- B 赤血球試薬
- 生理食塩液

検査手順（図 3）

図3 試験管法の検査手順

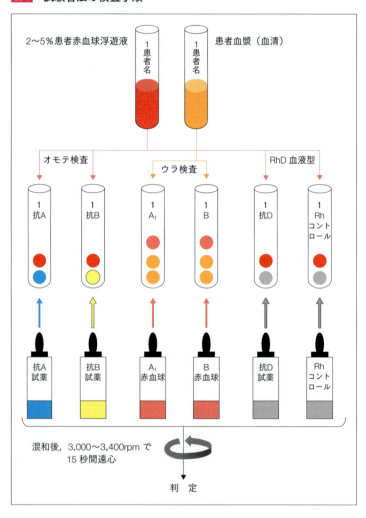

❶ 試験管を 6 本準備し，患者名や識別番号と，試薬名を記入します．
❷ オモテ検査用試験管に抗 A，抗 B 試薬をそれぞれ 1 滴ずつ滴下します．RhD 血液型検査用試験管には，抗 D，Rh コントロール試薬をそれぞれ 1 滴ずつ

注意点

試薬名を記入せずに検査を実施した場合，特に赤血球試薬では色調が同じになるため，添加した試薬の判別がつかず誤った結果につながる．

滴下します．

❸ ウラ検査用試験管に，患者血漿（血清）を2滴ずつ滴下します．

❹ 試験管立てを持ち，横からすべての試験管に試薬または血漿（血清）が入っていることを確認します．

❺ 抗A，抗B，抗D，Rhコントロールの試験管に，2～5%患者赤血球浮遊液を1滴ずつ滴下します．

❻ ウラ検査用試験管に，A₁・B赤血球試薬を1滴ずつ滴下します．

❼ 試験管立てを持ち，横からすべての試験管に試薬や血漿（血清），赤血球浮遊液が入っていることを再度確認します．

❽ 試験管を混和し，凝集判定用遠心機のローターにセットします．

❾ 凝集判定用遠心機（3,000～3,400 rpm）で15秒間遠心します．

❿ 遠心終了後，静かに試験管を取り出し，上清の溶血の有無を確認します．続いて，試験管を緩やかに傾けながら凝集の有無や強さを確認し記録します．

⓫ 血液型判定表（表4：ABO血液型判定表，表5：RhD血液型判定表）に従って血液型を判定します（凝集反応の見方はp.11～12参照）．

注意点

分注忘れを確認できるよう，検査用試験管には色の薄いものから滴下する．分注忘れは陰性の結果となり誤判定につながる．

MEMO

凝集を見る際は，抗Aと抗B，A₁赤血球とB赤血球，抗DとRhコントロールをセットで2本ずつ観察する．

表4　ABO血液型の判定

オモテ検査			ウラ検査			判定
抗A	抗B	結果	A₁赤血球	B赤血球	結果	
+	0	A型	0	+	A型	A型
0	0	O型	+	+	O型	O型
0	+	B型	+	0	B型	B型
+	+	AB型	0	0	AB型	AB型

表5　RhD血液型の直後判定

抗D試薬	Rhコントロール試薬	判定
+	0	RhD陽性
0	0	判定保留（※1）
+	+	判定保留（※2）

※1：D陰性確認試験（→p.10）を実施し判定する．
※2：Rhコントロール試薬の結果が陽性となる原因を除去して検査を行う．

RhD血液型の判定について

　試験管法での直後判定で，抗D試薬との反応が陽性でRhコントロール試薬が陰性の場合はD陽性と判定します．

　試験管法での直後判定で，抗D試薬との反応が陰性でRhコントロール試

薬が陰性の場合は，引き続きD陰性確認試験を行います．D陰性確認試験で抗D試薬との反応が陰性でRhコントロール試薬が陰性の場合はD陰性と判定しますが，抗D試薬との反応が陽性でRhコントロール試薬が陰性の場合はweak Dと判定します．ただし，赤血球輸血に際しD陰性確認試験の結果は必須ではなく，輸血にはD陰性の輸血用血液製剤を用います．

Check D陰性確認試験

- **機器・機材**
  - 凝集判定用遠心機
  - 自動赤血球洗浄機（ない場合は用手法で洗浄を実施）
  - 試験管
  - スポイト（1滴：約50μL）
  - 洗浄ビン

- **試薬**
  - 抗D試薬
  - Rhコントロール試薬
  - 抗ヒトグロブリン試薬
  - IgG感作赤血球
  - 生理食塩液

- **検査手順**
  1. 試験管を2本準備し，患者名や識別番号と，試薬名を記入します．
  2. 抗D，Rhコントロール試薬をそれぞれ1滴ずつ滴下し，試薬の分注漏れがないか確認します．
  3. 2～5%患者赤血球浮遊液を1滴ずつ滴下します．
  4. 37℃で試薬の添付文書に従い，15～60分間加温します．
  5. 生理食塩液で3～4回洗浄します．
  6. 抗ヒトグロブリン試薬を2滴ずつ滴下します．
  7. 試験管を混和し，凝集判定用遠心機のローターにセットします．
  8. 凝集判定用遠心機（3,000～3,400 rpm）で15秒間遠心します．
  9. 遠心終了後，静かに試験管を取り出し，試験管を緩やかに傾けながら凝集の有無や強さを確認し記録します．
  10. 陰性を示した試験管すべてにIgG感作赤血球を1滴ずつ滴下し，再度遠心し，凝集することを確認します．

MEMO
間接抗グロブリン試験を原理とするため，抗D試薬はIgG型の抗Dが含まれている試薬を用いる．

注意点
試薬の分注忘れがなかったかなど再現性の確認のため，新たに試験管準備から行う．

⓫ 表6 に従い判定します．

表6　D 陰性確認試験の判定

抗 D 試薬	Rh コントロール試薬	判　定
0	0	RhD 陰性
+	0	weak D

Check　カラム凝集法

　カラム凝集法は，デキストランゲルまたはガラスビーズが充塡されたマイクロカラムチューブ内でフィルター効果（ふるい効果）により凝集反応を観察します．

　凝集塊が形成されるとカラム槽のゲルまたはビーズにとらえられる一方，凝集していない赤血球はゲルまたはビーズの間を通過しカラム槽の底へ沈殿します（図4，5）．専用の自動検査装置で検査を行いますが，用手法でも検査可能です．

図4　試験管法とカラム凝集法の判定像

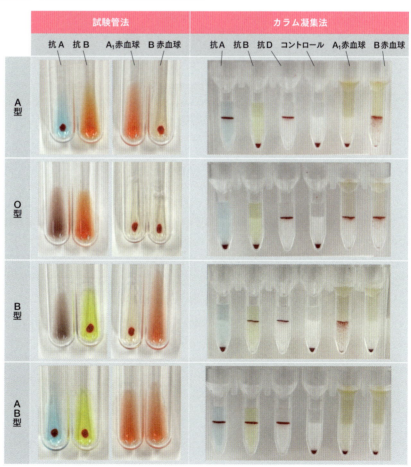

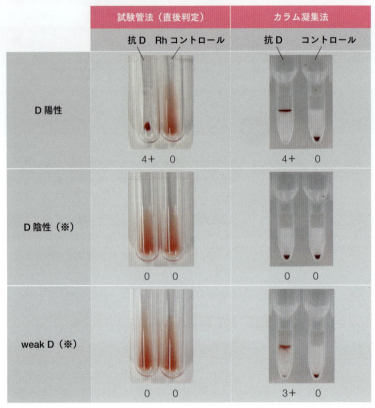

図5 RhD血液型の試験管法とカラム凝集法

※：D陰性確認試験実施済み．
カラム凝集法ではweak Dの凝集反応が3＋程度以下の弱い凝集として検出される場合があるため，必ず各試薬メーカーの判定基準に則り判定する．

Check スライド法（ABO血液型）

　スライド法ではオモテ検査のみ実施可能です．検体準備で遠心した患者検体の赤血球沈渣層から各試薬メーカー指定の濃度に赤血球浮遊液を調製して検査を行います．

- 機器・機材

・凝集反応板（スライドガラス）

・検体分離用遠心機

・試験管

・スポイト（1滴：約50μL）

・洗浄ビン

・竹串など

試薬

・抗A試薬（青色）
・抗B試薬（黄色）
・生理食塩液

検査手順（図6）

図6　スライド法の判定

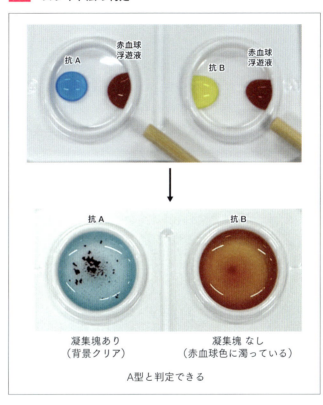

A型と判定できる

❶ 凝集反応板のホールの外側部分に，抗A，抗B試薬を1滴ずつ滴下します．
❷ 試薬の添付文書に従った濃度の患者赤血球浮遊液を1滴ずつ滴下します．
❸ 竹串などを用いて試薬と赤血球浮遊液を混和します．
❹ 反応板を前後左右に揺り動かし，混和より2分以内に判定します．

判定

　スライド法の判定は，陰性，陽性，部分凝集の三択になります（表7）．試験管法のような反応強度の判定は不要です．また，凝集開始時間を記録し，すぐに凝集がみられなくても2分間は観察します．

表7 スライド法の判定

凝集塊の有無	背景の色調	判 定
なし	赤血球色に濁る	陰性
あり（大きな凝集塊）	クリア	陽性
あり（症例により大きさはさまざま）	赤血球色に濁る	mf（部分凝集）

予期せぬ反応

　ABO 血液型判定において，オモテ・ウラ不一致や，オモテ検査に部分凝集を認めるなどの予期せぬ反応を認めた場合，精査（→p.16〜）に移る前に，事務的エラーや手技の不備がなかったか，以下について確認しましょう．また，検体処理からあらためてやり直し，手技や再現性を確認しましょう．

□ 検体の患者氏名と検査に使用した試験管の患者氏名や識別番号に間違いはありませんか？

□ 試薬は有効期限内ですか？

□ 遠心条件は適切でしたか？　また，遠心機は定期点検を実施していますか？

□ 反応温度は適切（冷蔵庫から取り出した直後の試薬を使用していないなど）でしたか？

□ 試験管やスポイトに汚染はありませんでしたか？

□ 試薬のコンタミはありませんか？（図7）

□ 試薬や検体の入れ忘れはありませんか？

□ 赤血球浮遊液の濃度は使用試薬の添付文書どおりでしたか？

□ 溶血反応の見逃しや，フィブリン塊を誤判定していませんか？

□ 結果の記入間違いや入力間違いはありませんか？

図7 試薬のコンタミネーション

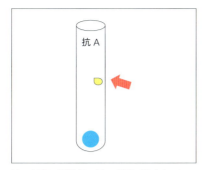

抗A試薬の試験管に抗B試薬（矢印）が0.5 μL混入しても，W+〜1+の凝集がみられる．試薬や検体を分注する際，思わぬところに飛び散っている場合があるので，必ず再現性を確認する．

輸血用血液製剤の血液型

　ABO血液型はオモテ検査とウラ検査を行い，その結果が一致した場合に判定することができます．一致しない場合や予期せぬ反応が生じた場合は，事務的ミスや技術的ミスも含め原因検索のための再検や精査を行います．血液型検査結果が出る前や予期せぬ反応により判定できない状況で輸血が必要となった場合は，赤血球製剤はO型を，血漿製剤はAB型を選択し，輸血の時機を遅らせないようにしましょう．

　RhD血液型では，D抗原の有無を検査しますが，直後判定が陰性の場合は，D陰性確認試験の結果を待つことなくD抗原陰性として対応します．また，D陰性確認試験が陽性でweak Dと判定された場合も，D抗原陰性として対応します．

PART 01 血液型検査

STEP 2. 予期せぬ反応の原因と対応を整理する

井手大輔（近畿大学病院　輸血・細胞治療センター）

予期せぬ反応を認めた場合の基本的な対応の流れ

ABO血液型検査時に予期せぬ反応を認めた場合の対応の流れを図1に示します．この流れを参考にして対応してください．

図1　ABO血液型検査における予期せぬ反応を解決するための流れ

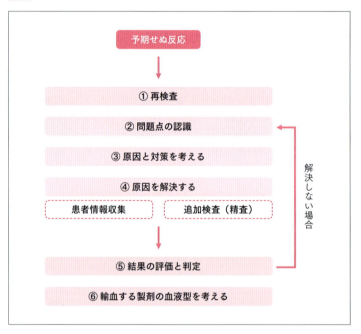

① 再検査

予期せぬ反応を認めた場合，まず行うべきことは再検査です．赤血球浮遊液などは新しく調製し，検査手順を確認しながら行います．

試薬や生理食塩液の確認

使用方法，有効期限，精度管理の結果，外観などの確認を行いましょう．

検体の確認

溶血や，判定に影響する物質が混入していないかを確認します．

検査機材の確認

遠心機（回転数，外観）など使用する機材の確認を行います．

スポイトの滴下確認

メーカーによってスポイト1滴の容量は異なります．使用しているスポイトの1滴量を確認し，スポイトの使用方法を理解しておきましょう．

検査手順の確認

実施した検査手順をもう一度確認します(検体や試薬の分注の順番など)．

赤血球浮遊液の濃度調製

適切な濃度に調製できているか確認します．

凝集判定の確認

判定方法や記載方法を確認します．

② 問題点の認識

何が問題点なのかを正しく認識する必要があります．図2の例で考えてみましょう．図2の結果ではオモテ検査がA型，ウラ検査がAB型で，血液型が判定できません．再検を行っても同様の結果となる場合，考え方としては，オモテ検査とウラ検査それぞれに問題がある可能性を考える必要があります．

オモテ検査に問題があると考える場合

図2の症例の場合，オモテ検査に問題があると考える時は，抗Bとの反応が問題点となります．ウラ検査がAB型ですので，通常のAB型であれば抗Bにも凝集を認めるはずです．オモテ検査で凝集がないまたは凝集が弱くなる原因を考えます．

ウラ検査に問題があると考える場合

ウラ検査に問題があると考えると，オモテ検査の反応から，B赤血球に凝集を認めるはずです．この場合はウラ検査で凝集がないまたは凝集が弱くなる原因を考えます．

図2 問題点の認識

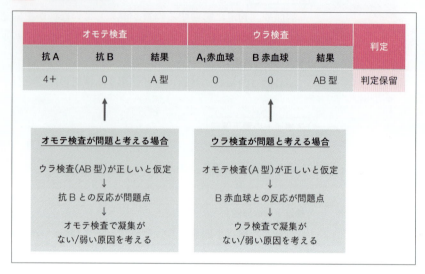

③ 原因と対策を考える

図2の症例では，オモテ検査とウラ検査でともに反応がないまたは弱いという問題点を認識しました．表1は問題点別に考えられるおもな原因です．問題点を認識したら，それに応じて考えられる原因をあげます．そして，これらの原因を解決するための対策を考えます．

④ 原因を解決する

原因に対して立てた対策を実施します．患者情報の収集や追加検査（精査）などを行います．原因解決に関する詳細は後述します．

⑤ 結果の評価と判定

得られた患者情報や追加検査の結果を整理し，結果の評価と血液型の判定を行います．問題点が解決していない場合は，再び問題点を洗い出し原因を考えるという工程を繰り返します．

⑥ 輸血する製剤の血液型を考える

医療機関で実施する血液型検査の場合，輸血する製剤の血液型を常に考えることも重要となります．

以下では，予期せぬ反応を生じさせるおもな原因をあげ，それぞれの対応方法や結果の考え方などについて解説します．

表1 ABO 血液型検査における予期せぬ反応の原因

検　査	予期せぬ反応	考えられる成因または病態
オモテ検査 （赤血球上の A 抗原， B 抗原検査）	反応がない， 弱い	・抗原未発達の新生児（低出生体重児など） ・亜型 ・疾患による一時的な抗原量の低下 ・型物質の異常増加による試薬中の抗体中和
	部分凝集	・抗原未発達の新生児（低出生体重児など） ・亜型 ・キメラ，モザイク ・異型輸血後 ・異型造血幹細胞移植後 ・胎児母体間輸血症候群（FMT）
	異常な凝集	・汎血球凝集 ・後天性 B（acquired B） ・寒冷凝集素，自己抗体による感作
ウラ検査 （血漿・血清中の 抗 A，抗 B 検査）	反応がない， 弱い	・新生児，高齢者 ・低・無γグロブリン血症 ・異型輸血後 ・異型造血幹細胞移植後
	異常な凝集	・亜型 ・冷式不規則抗体 ・寒冷凝集素症 ・連銭形成 ・高分子製剤輸注後，造影剤投与後 ・試薬に含まれる添加物に反応する抗体 ・母体から移行した抗 A，抗 B

原因 ①　汎血球凝集

　細菌感染などで赤血球膜上に潜在している抗原が表面に露出することにより，自己以外の成人ヒト血清すべてと反応を示す現象のことを汎血球凝集（polyagglutination）といいます．細菌によるものは一過性ですが，遺伝的なものはこの現象が継続します．

対　応

・モノクローナル抗体試薬との反応を確認．ヒトや動物由来の抗体試薬を使用する時より，汎血球凝集の影響を受けづらくなります．
・仮に AB 型の場合は，AB 型の血漿（血清）との反応を確認．通常は凝集を生じませんが，汎血球凝集の場合には凝集します．

・ピーナッツレクチン試薬の使用. ピーナッツレクチン試薬などの各種レクチンとの反応から汎血球凝集の種類を特定する方法があります.

解　釈

　細菌性の場合は一過性ですので, 状態が改善してから再検することが望ましいでしょう. 輸血が必要な場合は, 血漿成分の輸血が禁忌となるため注意が必要です.

原因 ②　後天性（獲得性）B

　後天性（獲得性）B（acquired B）では, 微生物の産生する脱アセチル化酵素により後天性B抗原が産生されます. 本来A型ではオモテ検査で抗Aのみと反応を認めますが, 本例の場合は抗Bとも弱く反応を認めます. 血漿（血清）中には抗Bを認めます. 組織異常により結腸にいる細菌が血液中に流入することで起こります.

対　応
・病名の確認（直腸癌などの患者で細菌感染を伴う場合など）.
・自己赤血球との反応性の確認. 後天性Bの場合, 血漿（血清）は自己赤血球と反応しません.
・無水酢酸で赤血球を処理し, 再度抗Bとの反応を確認. 後天性Bは減弱しますが, 通常のB抗原は影響を受けません.
・唾液中の型物質の検査. 分泌型の場合, A型物質が検出され, B型物質は検出されません.
・モノクローナル抗体試薬との反応を確認. 後天性Bはヒトや動物由来の抗体試薬で反応がみられる一方, モノクローナル抗体試薬では一部の試薬を除き陰性となります.

解　釈

　後天性Bは一過性の反応です. 一定期間をおいて, 病状が改善した段階で再度検査を行うことも有効です.

原因 ③　寒冷凝集素や自己抗体の結合

　寒冷凝集素や自己免疫疾患による自己抗体（IgM）が結合した赤血球は，それ自身が凝集します．オモテ検査では抗体試薬に関係なく凝集反応を認める一方，ウラ検査では異常な凝集の原因となります．

対　応

オモテ検査の対応
- 患者赤血球を 37℃に加温した生理食塩液で洗浄し再検．
- 0.01 M DTT（ジチオスレイトール）あるいは 0.1 M 2-ME（2-メルカプトエタノール）で患者赤血球を処理．
- 採血直後から血液を 37℃に保ち検査を行う．

ウラ検査の対応
- 自己赤血球（ZZAP 処理後）や O 型赤血球と血漿（血清）を冷蔵庫（4℃前後）で反応させ，寒冷凝集素を吸着させて，吸着後の上清で再度ウラ検査を実施．ZZAP は DTT と酵素液の混合液で，自己赤血球を ZZAP 処理することにより，IgM が除去され，吸収効率が上昇します．
- 判定したウラ検査の試験管を冷蔵庫で 5 分程度置き，再度判定．寒冷凝集であれば反応が増強します．

解　釈

　オモテ検査，ウラ検査とも寒冷凝集素や自己抗体の影響をなくした状態で再検査することが必要になります．

原因 ④　疾患による抗原の減弱

　血液疾患（骨髄性白血病，骨髄異形成症候群，ホジキンリンパ腫など）により，一時的に A，B 抗原が減弱します．オモテ検査の反応が弱くなる場合があります．

対　応

- 病名の確認．
- 寛解期など病態が改善した時点で再度検査を実施．

解　釈

　解決の糸口は，病名や病状など患者情報の収集です．基本的に追加検査で解決する方法はありません．前回値を参考にするか，病状の回復を待って再検を行う必要があります．

原因⑤　亜型

　遺伝的にAまたはB抗原の発現量が少ないものを亜型とよびます．血清学的特徴から，A亜型は**表2**，B亜型は**表3**のように分類されます．その他，Bombay（O_h）型やpara-Bombay型，cisAB型とよばれるものがあります．

表2　A亜型の血清学的分類

分　類	赤血球の凝集			血漿（血清中）抗A1	唾液中型物質（分泌型）	血漿（血清）糖転移酵素
	抗A	抗A, B	抗H			
A_2	＋	＋	＋	ときにあり	A, H	なし
A_3	mf	mf	＋	ときにあり	A, H	ときにあり
A_x	－/w	＋*	＋	あり	H	なし
A_m	－/w	－/w	＋	なし	A, H	あり
A_{el}	－	－	＋	あり	H	なし

mf：部分凝集，w：弱反応，*：反応はやや弱い．

表3　B亜型の血清学的分類

分　類	赤血球の凝集			血漿（血清中）抗B	唾液中型物質（分泌型）	血漿（血清）糖転移酵素
	抗B	抗A, B	抗H			
B_3	mf	mf	＋	ときにあり	B, H	ときにあり
B_x	－/w	＋*	＋	あり	H	なし
B_m	－/w	－/w	＋	なし	B, H	あり
B_{el}	－	－	＋	あり	H	なし

mf：部分凝集，w：弱反応，*：反応はやや弱い．

A亜型

　表2はおもなA亜型の血清学的分類です．A_2は，現在日常的に使用されているモノクローナル抗A試薬ではA_1型と同じ凝集の強さを示すため区別が難しいですが，抗A1レクチンとの反応で鑑別できます．A_{el}に関しては，抗

A を用いた吸着解離試験（→p.25）を行う必要があります．

B 亜型

B 亜型も A 亜型と同様に**表3**のように分類します．B_m型は日本人で検出頻度が高いため，特徴を確認しておいてください．

Bombay（O_h）型や para-Bombay 型

H 抗原をもたないものを Bombay（O_h）型，少量ながら発現するものを para-Bombay 型といいます．抗 H レクチンとの反応が陰性または弱いことで鑑別できます．O_h型の場合，血漿（血清）中に抗 H を持ちます．

cisAB 型

通常の AB 型は一つの遺伝子に A が，もう一方に B が存在しています（これをトランスといいます）．しかし cisAB 型の場合は，一つの遺伝子上に A と B が両方存在します（これをシスといいます）．cisAB 型遺伝子ともう一方の遺伝子の組み合わせにより表現型が異なります（**表4**）．遺伝子検査や家系調査が有用になります．

表4 cisAB 型の遺伝子と血清学的分類

遺伝子	表現型	オモテ検査		ウラ検査		唾液中型物質（分泌型）	血漿（血清）糖転移酵素
		抗A	抗B	A_1赤血球	B赤血球		
cisAB/O	cisA$_2$B$_3$	+	mf	+/−	+[*]	A,（B）, H	なし
cisAB/A	cisA$_1$B$_3$	+	w+	−	+[*]	A,（B）, H	A
cisAB/B	cisA$_2$B	+	+	+/−	−	A, B, H	B

mf：部分凝集，w+：弱い凝集，[*]：不規則性抗 B による凝集．

対　応

レクチンとの反応性の確認

抗 A1 レクチンは A_1赤血球と反応し，その他 A 亜型と区別ができます．

抗 H レクチンは Bombay（O_h）型の鑑別に有用です．抗 H レクチンは H 抗原を多く持つ O 型と強く反応し，次いで B 型＞A 型＞A_1B 型の順になります．亜型は O 型に近い反応を示すことが多く，鑑別に有用です．ただし，AB 亜型の場合は一方の抗原が正常に発現しているため，反応が強くなることはありません．

血漿（血清）中の抗Aまたは抗Bの確認

A亜型の場合は抗A1を，B亜型の場合は抗Bを保有するのか，特に輸血を前提とした血液型検査の場合，37℃でも反応するのかを確認する必要があります．37℃で反応する抗体の場合は，赤血球輸血をO型に変更する必要があります．

AB亜型の場合は，抗Aを持つ場合はB型の，抗Bを持つ場合はA型の，両方を持つ場合はO型の赤血球を選択することになります．

唾液中型物質の検査（図3）

唾液などの体液中に存在する型物質（A, B, H）を検出する方法で，唾液中の型物質による抗A，抗B，抗Hレクチンの中和反応を利用します．

図3　唾液中型物質検査の原理（例：A型物質の場合）

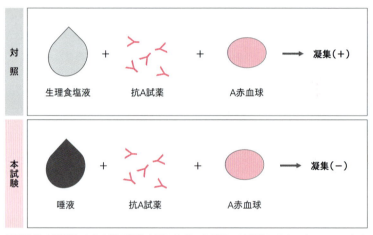

対照は抗A試薬とA赤血球が凝集を示したが，本試験では凝集しなかった．このことから，唾液中に抗Aを中和する物質（＝A型物質）が存在することがわかる．凝集の抑制により唾液中のA型物質を証明できた．

血漿（血清）中の糖転移酵素測定（図4）

O型赤血球にA型基質（ウリジンジホスホ N-アセチルグルコサミン）またはB型基質（ウリジンジホスホガラクトース）を加え，患者血漿（血清）と一緒に加温します．血漿（血清）中に糖転移酵素が存在するとA型またはB型赤血球が合成される反応を利用します．

図4　糖転移酵素測定の原理

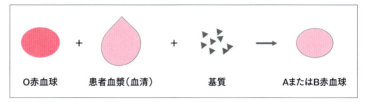

O型赤血球に血漿（血清）と，A型基質（ウリジンジホスホ N-アセチルグルコサミン）またはB型基質（ウリジンジホスホガラクトース）を加え37℃で反応させる．A型またはB型赤血球が産生された場合，血漿（血清）中に糖転移酵素が存在したと証明できる．

抗A，抗Bを用いた吸着解離試験（図5）

血球に抗Aや抗Bを感作し，洗浄後，赤血球上に結合した抗体試薬を解離します．解離液と正常な A_1，B赤血球との反応をみて抗原を証明する方法で，解離液中に抗体が存在すれば，患者赤血球に抗原が存在したと判断します．解離試験の条件は使用する抗体試薬によって異なるため，使用している試薬の添付文書に従ってください．

図5　抗A，抗Bを用いた吸着解離試験の原理（例：B抗原の場合）

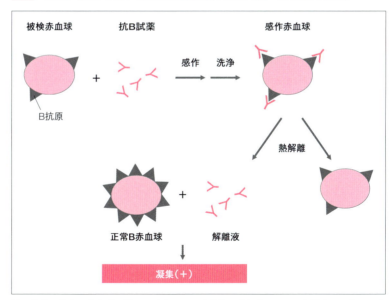

抗原発現の少ない赤血球に抗Bを感作させ，洗浄後に熱解離を行う．解離液と正常なB赤血球を反応させ凝集した場合，患者赤血球のB抗原が証明される．

遺伝子検査

　血液型を決定している糖転移酵素をコードする遺伝子を解析する検査で，一部の亜型では塩基置換や欠損などの変異がみられ，血液型判定に有用な場合があります．

解　釈

　亜型を疑う場合，種々の血清学的検査結果から分類します．ただし輸血を前提とした血液型検査の場合，詳細な亜型分類は必要ではありません．

原因⑥　新生児／高齢者

　新生児は，生後間もなくは抗原の発現が弱く，抗体産生がないため，オモテ検査，ウラ検査とも反応が弱くなります．ただし，母親由来の移行抗Aや抗Bを持つ場合があるので注意が必要です．特に37℃でも反応する場合は，O型の赤血球輸血を考慮する必要があります．

　高齢者の場合は抗体価が弱くなるため，ウラ検査で反応が弱くなることがあります．

対　応

・患者年齢の確認．
・反応時間の延長．
・ウラ検査の血漿（血清）量を増量．

解　釈

　年齢の確認が重要です．生後1年未満の児（乳児）においては，オモテ検査の結果のみで血液型を判定してもかまいません．しかしながら，亜型などの可能性も否定はできないため，少なくとも生後1〜2年以降に再検することが望ましいと考えます．

原因⑦　型物質の異常増加

　血漿（血清）中に異常増加した型物質により抗体試薬が中和され，オモテ検査で偽陰性を示すことがあります．卵巣嚢腫や胃癌の症例にみられます．患者赤血球を血漿（血清）で浮遊させた場合に認めます．

対　応
・患者赤血球を生理食塩液で洗浄し再検.
・病名の確認.

解　釈
　オモテ検査の予期せぬ反応ですが，原因は血漿（血清）中にある型物質の異常増加です．患者赤血球を生理食塩液で洗浄すると血漿（血清）が取り除かれ，改善します．

原因 ⑧　異型輸血後

　ABO 血液型が異なる輸血をした後に血液型検査を行うと，予期せぬ反応がみられます．異型適合の組み合わせの場合には，オモテ検査で部分凝集を認め，ウラ検査で凝集が弱くなる可能性があります．

対　応
・輸血歴の確認（輸血した赤血球の血液型も含む）.
・患者情報の確認.

解　釈
　緊急時に A，B，AB 型患者に O 型赤血球を輸血した場合や，新生児で母親由来の抗A1, 抗Bが存在するためO型を輸血した場合などで遭遇します．他施設での輸血歴を確認する必要があります．

原因 ⑨　キメラ／モザイク

　キメラは二卵性双生児にみられ，2 つの遺伝子に由来する赤血球が一人の体内に存在するものをいいます．モザイクは同様の現象が単一の個体で発生するものです．いずれの場合も，オモテ検査において異なる赤血球が部分凝集として認められることがあります．

対　応
・患者情報の確認.
・フローサイトメトリーによる A，B 抗原の検査.

解　釈

　キメラの場合はフローサイトメトリーが有用です．陰性集団と陽性集団の
ピークが独立した反応パターンを示します．

原因 ⑩　胎児母体間輸血症候群

　胎児母体間輸血症候群（fetomaternal transfusion syndrome；FMT）で
は，胎児の赤血球が母体に流入することにより，母体内に種類の異なる赤血
球が２種類存在することになり，オモテ検査で部分凝集を示します．

対　応

・患者情報の確認（特に妊娠に関する情報）．

解　釈

　患者情報，特に妊娠に関する情報の収集が重要となります．妊娠前の血液
型情報があれば有用です．FMTを認めた場合には，胎児・新生児溶血性疾患
（hemolytic disease of the fetus and newborn；HDFN）にも注意する必要
があります．

原因 ⑪　連銭形成

　血漿（血清）の膠質状態の異常により赤血球が重なった形態をとることで
凝集を呈したように見え，ウラ検査で異常な凝集として検出されます．多発
性骨髄腫や肝硬変などの患者に起こりやすい現象です．

対　応

鏡　検

　スライドガラスに凝集を呈した赤血球を１滴添加し，カバーガラスをして
顕微鏡で連銭形成像の有無を確認します．

生理食塩液置換法

　血漿（血清）２滴と A_1 またはB赤血球１滴を混和し，遠心後，血漿（血
清）を除去して生理食塩液を２滴加え，凝集の有無を観察します．

解　釈

鏡検で連銭形成像が確認でき，生理食塩液置換法で凝集が消失すれば，連銭形成と判断できます．仮に抗体による凝集であった場合には，生理食塩液置換法で凝集が残ります．

原因 ⑫　不規則抗体

不規則抗体のなかでも室温で反応する冷式抗体を保有し，ウラ検査の赤血球試薬が対応する抗原を有している場合には，予期せぬ反応として検出されます．

対　応

・不規則抗体検査の実施（特に生理食塩液法）．特異性が同定されたら，対応する抗原陰性の A_1，B赤血球を用意してウラ検査を行います．

解　釈

ウラ検査で認めた凝集反応が抗A1または抗Bによるものかを確認する必要があります．不規則抗体の場合は，特異性を同定して，対応する抗原をもたない A_1，B赤血球でウラ検査を実施します．

原因 ⑬　母体から移行した抗体による反応

新生児の体内に，母親由来の抗Aや抗Bが移行した場合に起きます．

対　応

・生後1年未満の児はウラ検査を省略．血液型はオモテ検査から判定．

解　釈

生後すぐの新生児は抗体の産生がなく，母親由来の移行抗体を認める場合があります．オモテ検査の結果のみで血液型を判定しますが，これは暫定的なものです．ウラ検査を正確に判断したい場合は，生後1〜2年を目安に再検することが望ましいと考えます．

原因 ⑭ 高分子製剤輸注後／造影剤投与後

高分子製剤や造影剤により，ウラ検査で予期せぬ反応がみられることがあります．

対 応
・投与薬剤情報の収集．
・一定期間後の再検査．

解 釈
投与された薬剤の情報収集を行い，採取した血液への影響を判断します．正確な判定のためには，一定期間をおいて再検することが望ましいです．

原因 ⑮ 低・無γグロブリン血症

低・無γグロブリン血症の場合には抗体産生が弱いまたはないため，ウラ検査で反応が弱くなります．

対 応
・患者情報の収集．
・免疫グロブリン量の測定．
・反応時間の延長．
・ウラ検査の血漿（血清）量を増量．

解 釈
患者情報や免疫グロブリン量の測定から低・無γグロブリン血症と判断できる場合には，オモテ検査の結果から輸血する製剤を選択します．

原因 ⑯ ABO 不適合造血幹細胞移植後

ABO 血液型の異なる提供者から造血幹細胞移植（ABO 不適合造血幹細胞移植）を受けた場合，幹細胞が生着し造血を開始すると，赤血球の抗原比率も変化します（図6）．検査する時期によっては部分凝集として検出されます．

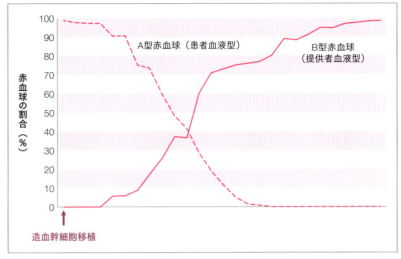

図6 ABO不適合造血幹細胞移植後の赤血球の変化
（例：提供者B型→患者A型の場合）

移植後から患者血液型のA型赤血球が減少し，提供者血液型のB型赤血球が増加する．
この時期の輸血はO型赤血球を使用するため，輸血の影響も考慮する．

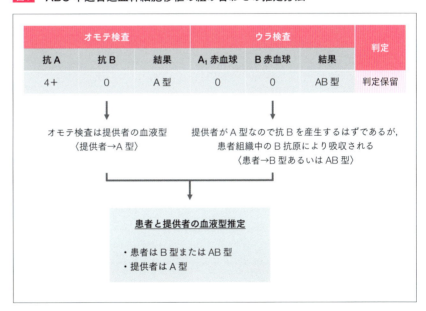

図7 ABO不適合造血幹細胞移植の組み合わせの推定方法

　またこの期間の輸血は，提供者の血液型を考慮し患者血液型とは異なる輸血を行う場合もあり，輸血による影響も存在します．抗Aや抗Bも変化しますが，多くの場合，提供者抗体は検出されません．移植を受けた患者と提供者の組み合わせは図7のように推測することができます．

対 応

・移植情報の確認．特に他院で実施している場合には移植時期や，移植前の患者血液型と提供者血液型の情報を収集．

解 釈

　移植後の時期に応じた血液型の変化を考慮します．また過去に移植を受けている場合には，血液型の組み合わせを確認することが重要になります．

文献/URL

1）日本輸血・細胞治療学会　赤血球型検査ガイドライン小委員会：赤血球型検査（赤血球系検査）ガイドライン（改訂4版）．日本輸血細胞治療学会誌，**68**（6）：539-556, 2022.

2）日本輸血・細胞治療学会　輸血検査技術講習委員会：輸血のための検査マニュアル Ver. 1.4. https://yuketsu.jstmct.or.jp/wp-content/uploads/2024/09/4e00a6fcc4400515b5d32b2ac2477547.pdf（2025年1月10日アクセス）

3）内川誠：血液型とその検査．輸血学　改訂第3版（遠山博　編）．pp.160-205, 中外医学社, 2004.

4）認定輸血検査技師制度協議会カリキュラム委員会　編：スタンダード輸血検査テキスト（第3版）．医歯薬出版, 2017.

5）日本臨床衛生検査技師会　監修：輸血・移植検査技術教本．丸善出版, 2016.

輸血検査 | Q & A

① 凝集反応の判定のコツを教えてください

用手法やカラム法での弱い凝集反応や部分凝集（mf）の
判定が苦手です．判定のポイントを知りたいです．

回答者 松浦秀哲（藤田医科大学　医療科学部　准教授/藤田医科大学病院　輸血部）

» はじめに

　輸血検査においても自動分析法の開発が進み，検査者が判定をせずとも自動で検査結果が出るようになってきました．しかし，予期せぬ反応が生じた際には用手法（試験管法）で確認することが基本であり，カラム凝集法においても検査者が目視で判定を行う場合があります．そこで凝集判定のポイントについてまとめていきます．

» 基本的な凝集反応判定のポイント

　まず，試験管法における凝集反応の強度とその特徴を示します（**表1**）[1]．判定は，試験管をゆっくりと傾けて観察し行います．その際，赤血球の沈渣（セルボタン）をよく観察します．セルボタンから流れ出る非凝集赤血

反応強度	スコア	特徴と外観	背景の色調
4+	12	1個の大きな凝集塊	透　明
3+	10	数個の大きな凝集塊	透　明
2+	8	中程度の凝集塊	透　明
1+	5	小さな凝集塊	赤く濁る
w+	2	ごくわずかな微小凝集	赤く濁る
0	0	凝集も溶血もみられない	赤く濁る
mf	―	部分凝集	赤く濁る

表1　凝集反応の分類

mf：部分凝集（mixed field agglutination）.

表2 カラム凝集法の反応像

反応像	反応強度	判定	反応像の特徴	
			A社	B社
	4+	陽性	ほぼすべての赤血球がバンド状にカラム上面に残る.	すべての赤血球がゲル最上層に分布.
	3+		凝集した赤血球の多くは主としてカラム上半部に観察される.また少量の赤血球がカラム底部にみられることがある.	ほぼすべての赤血球がゲル層上部1/2に分布.
	2+		凝集した赤血球がカラム全体に観察されると同時に,おおむね半数の赤血球がカラム底部にみられる.	赤血球がゲル層上部〜下部まで全体に分布.
	1+		多くの赤血球がカラム底部にみられ,かつ比較的小さな凝集塊がカラム中に散見される.	ほぼすべての赤血球がゲル層下部1/2に分布.
	0	陰性	ほとんどすべての赤血球がカラム底部にボタン上に沈殿しており,カラム中には凝集塊は形成されない.	すべての赤血球がゲル層最下部(底部)に分布.ペレット(赤血球)上面が明瞭.
	±/w+	判定保留	陽性と陰性の中間に分類される.この場合,非常に弱い反応が検出されている可能性や遠心などの操作が不適切であった可能性が考えられる.	すべての赤血球がゲル層最下部(底部)に分布しているが,ペレット(赤血球)上面が不明瞭(不整).
	mf dcp(dp)	部分凝集	混合赤血球などの場合,強く凝集した赤血球がカラム上面にバンドを形成すると同時に,カラム底部には凝集しない赤血球がボタン上に沈殿している.	同一チューブ内に陽性像と陰性像が混在.

dcp(dp):double cell population(double population).

(オーソ・クリニカル・ダイアグノスティックス社資料[2],バイオ・ラッド社資料[3]をもとに作成)

球（フリーセル）があるかも判定のポイントになります．赤血球凝集塊とフリーセルが観察される場合，部分凝集と判定します．判定に際しては，**表1**の分類に従って凝集塊のみならず背景の色調にも注意することが大切です．

また試験管法と同様に，カラム凝集法にも反応強度の基準があります（**表2**)[2,3]．カラム凝集法の判定に迷う時は**表2**の判定基準に照らし，赤血球の分布をよく観察して判断します．

» 判定のトレーニング

試験管法における反応強度判定のトレーニング方法を紹介します．血漿（血清）検体を段階希釈し，希釈系列を調製します．これと反応する2～5%赤血球浮遊液を滴下し，遠心判定を行います．希釈倍率が低い検体では強い凝集がみられ，徐々に凝集は弱くなっていきます．自施設の技師で同一の検体を用いて検査を実施することで，凝集の目合わせを行うことが可能です．本法では，赤血球浮遊液を滴下してから遠心・判定までの時間が反応強度に影響を与えるため，反応温度（室温），反応時間を一定とすることに注意してください．

部分凝集の判定が苦手な場合には，自家調製検体でトレーニングすることができます．たとえばB型赤血球浮遊液とO型赤血球浮遊液を準備し，B型：O型の混合比率を段階的に10：0，9：1，8：2，7：3……と変えていきます．それぞれの検体と抗B試薬を反応させ，遠心・判定を行います．すると，O型赤血球浮遊液の割合が増えるほど部分凝集のフリーセルが明瞭に観察されます．このトレーニングにより，非凝集赤血球を見逃さないような判定方法を習得することができます．

文献/URL

1）日本輸血・細胞治療学会 輸血検査技術講習委員会：輸血のための検査マニュアル Ver. 1.4．https://yuketsu.jstmct.or.jp/wp-content/uploads/2024/09/4e00a6fcc4400515b5d32b2ac2477547.pdf（2025年1月10日アクセス）

2）オーソ・クリニカル・ダイアグノスティックス：オーソ® バイオビュー™抗A，抗B，抗Dカセット 添付文書．2019年9月改訂（第6版）．

3）バイオ・ラッド：凝集反応強度の分類（ID-System）．

血液型検査

PART 01

STEP3. 症例問題で学ぶ トラブルケースの考え方と対処法

道野淳子（北陸大学 医療保健学部）

症例問題を解く前に

ABO血液型検査において予期せぬ反応があることは，前STEPまででご理解いただけたと思います．もし予期せぬ反応に遭遇した場合は，まず試験管法で再検査を行います．カラム凝集法やマイクロプレート法を導入している施設でも，血液型検査の基本である試験管法に立ち返り，反応性を再確認しましょう．

本稿では，予期せぬ反応が現れた場合の考え方と検査の進め方について，参考となるような模擬症例をもとにお話しさせていただきます．血液型判定に苦慮する場合は，

① どこに問題点があるかを把握する
② 患者の背景を確認したうえで原因を推測する
③ 問題点を解決するための戦略を練る

というように，正しい血液型を判定するために，ステップを踏みながら進めていくことが，解決への近道であると思います．

Practice

Case 01 | 問題

38 歳の男性.
交通外傷により他院から緊急搬送された.

試験管法による血液型検査結果

ABO オモテ検査			ABO ウラ検査			ABO 判定	RhD		
抗A	抗B	結果	A₁赤血球	B赤血球	結果		抗D	Rh cont.	RhD 判定
4+	mf	保留	0	0	AB型	判定保留	4+	0	陽性

Q1 | 本検査結果の問題点は何でしょうか？

Q2 | Q1 の問題点の原因としては何が考えられ,
どのように対応すればよいでしょうか？

Practice

Case 01 | 解説

問題点

ABOオモテ検査の抗Bに対し，強い凝集塊の背景に赤く濁った凝集していない赤血球を認めます（図1）．この反応を「部分凝集」（mixed field agglutination；mf）といいます．

図1 〈Case 01〉オモテ検査

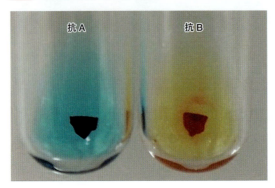

考え方・進め方

部分凝集を示す原因としては，次のようなことが考えられます．

- (a) 異型輸血（不適合輸血，異型適合血輸血）
- (b) 亜型，キメラ，モザイク
- (c) ABO不適合造血幹細胞移植
- (d) 疾患によるABH抗原の減弱
- (e) 胎児母体間輸血症候群/双胎間輸血症候群

本例は成人男性で交通外傷により搬送とありますので，疾患や年齢に関連する(c)，(d)，(e)は否定できる，または可能性が低いと考えます．また他院からの搬送ですので，まずは前医における赤血球製剤の異型輸血を疑います．

異型輸血に関し，抗Bに部分凝集を認める場合には，次のパターンが考えられます．

不適合輸血

〈A 型に AB 型を輸血〉

→ABO 不適合輸血による即時性溶血性輸血反応の危険性あり（ただしこのケースでは，抗 B が完全に消失することはありません）.

異型適合血輸血

〈AB 型に A 型を輸血〉

→抗原抗体反応を起こさないため，溶血反応を起こすことなく，輸血効果が得られます.

この時点で行うべきことは以下のとおりです.

- （可能なかぎり）前医での輸血歴について情報を得る.
- 溶血所見（血尿の有無，生化学検査データなど）の有無を確認する.
- 直接抗グロブリン試験を実施する.
- 溶血所見があり，不適合輸血の可能性がある場合は，すぐに担当医へ報告し，ABO 不適合輸血への対応を行う[1].
- 緊急に輸血が必要な場合は，O 型 RhD 陽性の赤血球製剤および AB 型の新鮮凍結血漿（FFP）・血小板で対処する.

もし前医で輸血の既往がないことが明らかな場合は，亜型やキメラ，モザイクを疑い精査を行いましょう.

対　応

患者搬送後の血液検査では溶血所見を認めず，直接抗グロブリン試験は陰性でした．血液型検査結果は判定保留とし，輸血の依頼に対しては『輸血療法の実施に関する指針』[2] および『赤血球型検査（赤血球系検査）ガイドライン』[3] に従い，O 型赤血球製剤と AB 型 FFP で対応し，血小板は第一選択として AB 型，AB 型がなければ A 型または B 型で対応することとしました.

後日，前医から本症例に対し，AB 型と O 型の赤血球製剤の在庫がなかったため A 型を輸血したとの報告があり，異型適合血輸血が確認できました.

Practice

臨床医への報告

輸血後の溶血性輸血反応に留意していただく必要があります．また輸血した製剤は3か月程度患者の血液中に存在するため，正しい血液型を判定するためには，時期をあらためて血液型検査をオーダーしていただくことが必要です．

本症例のポイント

- ☑ 血液型を判定する時は，オモテ検査（抗Aおよび抗B）の背景の色調をよく観察します．
- ☑ 溶血所見が確認され不適合輸血を疑う場合は，すぐに主治医へ報告しましょう．
- ☑ 血液型が判定保留の場合は，O型赤血球製剤およびAB型血漿製剤を選択することで救命することができます．
- ☑ このような緊急輸血への対応に関して，施設内で手順書を定め周知を図っておくことが大切です．

Practice

Case 02 問題

36 歳の女性.
股関節置換術の術前検査のため,
血液型検査および T&S のオーダーあり.
輸血歴, 妊娠歴なし. 既往歴なし.

試験管法による血液型検査結果

ABO オモテ検査			ABO ウラ検査			ABO 判定	RhD		
抗 A	抗 B	結果	A₁赤血球	B 赤血球	結果		抗 D	Rh cont.	RhD 判定
1+	0	保留	0	4+	A 型	判定保留	4+	0	陽性

Q1 本検査結果の問題点は何でしょうか?

Q2 Q1 の問題点の原因としては何が考えられ, どのように対応すればよいでしょうか?

Practice

Case 02 　解説

問題点

抗Aに対し「1+」と弱反応を示しています.

考え方

オモテ検査で弱反応を示す原因としては, 次のようなことが考えられます.

（a）亜型
（b）新生児
（c）疾患によるABH抗原減弱
（d）型物質の異常増加

（b）は年齢から否定でき, （c）および（d）についても血液型に影響を及ぼす既往がないことから, もっとも考えられる要因として（a）亜型があげられます.

検査の進め方—亜型を証明するための検査

赤血球側検査

スライド法によるオモテ検査

スライド法は遠心力（g）の影響を受けないため, 弱反応（凝集開始時間の遅延）や部分凝集の観察に適しています.

被凝集価測定

オモテ検査で弱反応を示す場合は, 赤血球に対する被凝集価を測定し, 抗原の強さ（抗原量）を正常な血液型と比較します.

抗A1および抗Hレクチン反応

抗A1レクチンはA_1型と反応しますが, A_2型やA_3型などA型亜型に分類される表現型とは反応しません.

抗HレクチンはA抗原やB抗原の前駆体となるH抗原に対する凝集素で, 赤血球表面上にH抗原が多く存在しているO型と強く反応します. 一方, H

MEMO

レクチンは赤血球表面上にある糖と結合する蛋白質で、多くは植物の種や卵から生成され、検査室でも自作することができる。

〈例〉ツルレイシ（ゴーヤ）の種子を用いた抗Hレクチン作製の手順
① 種子はミルで粉砕する。
② スパーテルで2サジ分（約0.04 g）を、ガラスの試験管に入れる。
③ リン酸緩衝生理食塩水（PBS）1 mLを入れる。
④ ときどき攪拌しながら室温で5分程度放置する。
⑤ 10,000 rpm、2分遠心し、透明になった上清を別の試験管に移す。
⑥ PBSを加えて下記の強さとなるよう濃度調整を行う。
血液型と凝集の強さ
O型：3+〜4+
B型・A型：1+〜2+
A_1B型：0〜w+

抗原を前駆体として N-アセチルガラクトサミンやガラクトースといった糖鎖のついたA型やB型とは弱く反応します。またH抗原を持たないBombay型とは反応しません。

血漿側検査

ABO糖転移酵素活性測定

ABO血液型は糖転移酵素により決定されますので（→p.3）、糖転移酵素活性を測定することで血液型を証明することができます。

唾液検査

唾液中の型物質測定

分泌型個体の唾液中にはABH型物質が分泌されるため、型物質を測定することにより血液型の証明ができます（一部の非分泌型個体では検出されない）。唾液検査を実施する際は、事前に分泌型か非分泌型かを調べる必要があります。分泌型か非分泌型かは、Lewis血液型を調べることで容易に判別できます。

Le（a+b−）：非分泌型
Le（a−b+）：分泌型
Le（a−b−）：分泌型または非分泌型

検査結果

スライド法および試験管法によるオモテ検査再検の結果

［スライド法］抗A：+（10秒後に凝集出現）、抗B：0
［試験管法］抗A：1+、抗B：0

抗A抗体試薬を用いたA抗原の被凝集価

8倍（対照　A_1型：1,024倍、O型：＜1倍）

レクチンによる凝集反応

抗A1レクチン：0（対照　A_1型：4+、O型：0）
抗Hレクチン：0（対照　A_1型：1+、O型：4+）

A型糖転移酵素活性測定

64倍（対照　A型：128倍）

Practice

唾液中の型物質測定

A 型物質：＋（対照　A₁型：＋，O 型：0）

H 型物質：＋（対照　A₁型：＋，O 型：＋）

結果の解釈

・スライド法では凝集開始時間が遅延しており，弱い凝集が確認できました．また抗 A を用いた被凝集価測定では，対照の A₁型 1,024 倍に対し患者は 8 倍と，非常に低い（反応が弱い）ことがわかりました．

・レクチン凝集反応は抗 A1 レクチンに反応を認めず，A₁型以外の A 型亜型が示唆されました．一方で A 型亜型であれば，抗原量が A₁型と比べ 10 分の 1 から 100 分の 1 と少ないため，その分 H 抗原が赤血球表面に露出し，抗 H レクチンとは O 型と同等の強い凝集反応を認めることが想定されましたが，本患者では凝集を認めませんでした．

・糖転移酵素活性測定では A 型糖転移酵素活性を認めたことより，レクチン凝集反応での結果と合わせると，para-Bombay 型が考えられました．

・唾液検査では，分泌型で A 型物質および H 型物質が確認されており，分泌型の para-Bombay 型（Am^h）であることがわかりました．

臨床医への報告

ABO 血液型検査で赤血球に弱反応を認めたため精査を行った結果，患者は分泌型の para-Bombay 型（Am^h）であることが判明しました．この血液型は血漿中に抗 HI という低温反応性の抗体を保有することがありますが，通常 37℃では反応性がないため，この抗体で溶血性輸血反応を起こすことはありません．したがって，輸血血液は赤血球製剤，血漿製剤ともに A 型を選択してください（通常の A 型と同様の対応です）．

本症例のポイント

☑ 抗 A との反応（A 抗原）が弱い＝A 型亜型，とはかぎりません．

☑ para-Bombay 型は，抗 H レクチンによって容易に判別することができます．

☑ 亜型を疑った場合は，レクチン凝集反応をみてみましょう．検査を行う時は必ず A 型と O 型の対照を立て，強さを比較し評価することが大切です．

Practice

Case 03 問題

10 歳の男性.
心房中隔欠損術のため術前検査として
血液型検査依頼あり．輸血歴なし．

試験管法による血液型検査結果

ABO オモテ検査			ABO ウラ検査			ABO 判定	RhD		
抗A	抗B	結果	A₁赤血球	B赤血球	結果		抗D	Rh cont.	RhD 判定
4+	0	A型	1+	4+	保留	判定保留	4+	0	陽性

検査データ

TP	6.8 g/dL	AST	15 U/L
Alb	4.4 g/dL	ALT	10 U/L
LD	131 U/L	T-Bil	0.4 mg/dL

Q1 | 本検査結果の問題点は何でしょうか？

Q2 | Q1 の問題点の原因としては何が考えられ，
どのように対応すればよいでしょうか？

Practice

Case 03 | 解説

問題点

オモテ検査はA型ですが，ウラ検査ではA₁赤血球に1＋の弱い凝集が認められます．

考え方

ウラ検査における規則抗体以外の予期せぬ反応としては，次のような原因が考えられます．

(a) 低温反応性の不規則抗体（抗M，抗P1，抗Le^{b}など）
(b) 寒冷凝集素（抗I）
(c) 連銭形成
(d) 不規則抗A1または抗B

検査の進め方

- まずは，生理食塩液法による不規則抗体スクリーニングを行いましょう．パターンを認めるようなら，同定パネルを用いて不規則抗体の同定を行います．パターンが認められない（すべての赤血球に同じような凝集を認める）場合は，寒冷凝集素または連銭形成が疑われます．
- ウラ検査に用いた試験管を5℃で5分冷やした後，凝集反応を確認します．凝集が強くなるようなら寒冷凝集素が考えられ，あまり変わらないようなら連銭形成の可能性があります．
- 連銭形成は，顕微鏡で観察するとコインが連なったように見えるので容易に判別がつきます（**図2**）．凝集判定を行った試験管を再度遠心後，上清を生理食塩液に置換することで，連銭はほぐれ，凝集のように見えていた塊は消えます．
- 寒冷凝集素や連銭形成を疑う場合は，検査データにも注目しましょう．特に連銭形成は高蛋白や高γグロブリンが原因なので，血清蛋白値およびアルブミン/グロブリン比（A/G比）をチェックする必要があります．
- 上記のいずれにも該当しない場合は，A型亜型で不規則抗A1を保有し

ている可能性があります．Case 02 でお示ししたように，抗 A1 レクチンおよび抗 H レクチンにより，亜型かどうかを確認することができます．

図2　連銭形成

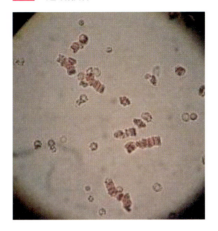

検査結果

不規則抗体検査の結果は**表1**のとおりです．**反応のパターンから，生理食塩液法で反応する不規則抗体「抗M」が検出されました**．ウラ検査で用いた A_1 赤血球の抗原を確認したところ M 抗原陽性であることがわかり，A_1 赤血球で認めた 1＋の凝集は抗 M によるものであることが証明できました．

M 抗原陰性の A_1 型赤血球を用いてウラ検査を行ったところ反応は陰性となり，A 型と判定することができました．

臨床医への報告

患者の血液型検査を行い，予期せぬ反応を呈する原因について精査を行った結果，低温で反応する不規則抗体「抗M」を保有していることが判明しました．輸血歴がないため自然抗体と考えられます．37℃で反応性のない抗体のため，通常赤血球輸血を行う場合，適合血を選択する必要はありませんが，低温下で行う手術では M 抗原陰性血を選択したほうがよいと思います．適合率は約 22％です．

Practice

表1 〈Case 03〉生食法による不規則抗体スクリーニングおよび同定

不規則抗体スクリーニング

Cell No.	D	C	E	c	e	K	k	Fya	Fyb	Jka	Jkb	Lea	Leb	Xga	S	s	M	N	P1	Dia	生食法
I	+	+	0	0	+	+	+	+	0	+	0	+	+	0	+	+	0	+	0	0	0
II	+	0	+	+	0	0	+	+	0	+	0	+	0	0	+	0	+	0	+	0	1+
III	0	0	0	+	+	0	+	+	0	+	0	0	+	+	0	+	0	+	+	0	0
Dia	+	0	+	+	0	0	+	0	+	0	+	0	0	0	+	0	0	+	0	+	0

抗体同定検査

Cell No.	D	C	E	c	e	K	k	Fya	Fyb	Jka	Jkb	Lea	Leb	Xga	S	s	M	N	P1	生食法
1	+	+	0	0	+	0	+	0	+	0	+	0	+	+	0	+	0	+	0	0
2	+	+	0	0	+	+	+	+	+	+	+	0	+	+	+	+	0	+	+	0
3	+	0	+	+	0	0	+	+	0	+	0	+	0	0	+	0	+	0	+	1+
4	+	0	+	+	0	0	+	+	0	+	0	0	+	+	0	+	+	+	0	w+
5	0	+	0	+	+	0	+	0	+	0	+	0	+	+	0	+	0	+	0	0
6	0	0	+	+	+	0	+	+	+	+	0	+	0	0	+	+	0	+	0	0
7	0	0	0	+	+	+	0	+	0	+	0	0	+	0	+	0	+	0	+	1+
8	0	0	0	+	+	0	+	0	+	0	+	0	0	+	0	+	+	+	0	w+
9	0	0	0	+	+	0	+	0	+	0	+	0	+	0	+	0	+	+	0	w+
10	0	0	0	+	+	0	+	+	0	+	0	0	+	+	0	+	0	+	0	0
11	+	+	0	0	+	0	+	+	+	+	0	+	0	+	+	+	0	+	0	0
Auto																				0

血液型ウラ検査で予期せぬ反応を認めたため，低温反応性の不規則抗体を疑い，生理食塩液法（生食法）による不規則抗体検査を行った．

生食法では，反応パターンが一致する抗体を考える．不規則抗体スクリーニングおよび同定パネルの M 抗原陽性赤血球とパターンが一致していることから，抗 M が推定された．

本症例のポイント

☑ 血液型検査で予期せぬ反応を認めた時は，試験管法で再検査を行うと同時に，患者の現病歴や疾患の既往，検査データにも着目しましょう．解決の一助になる有用な情報を入手できる場合があります．

☑ ウラ検査の予期せぬ反応を解明する手段として，反応温度領域を変える（冷やす，温める），生食置換など少し手を加えることにより，特殊な試薬や高度な技術がなくても簡単に行える検査があるので，日常の検査にどんどん取り入れていきましょう．

Practice

Case 04 | 問題

28 歳の女性.
自転車走行中に事故に遭い，救急搬送された．
到着時に意識はなく，腹腔内出血を認めたため，
緊急手術が必要となった．
輸血歴および妊娠歴は不明．

試験管法による血液型検査結果

ABO オモテ検査			ABO ウラ検査			ABO 判定	RhD		
抗 A	抗 B	結果	A₁赤血球	B 赤血球	結果		抗 D	Rh cont.	RhD 判定
4+	1+	保留	0	1+	保留	判定保留	4+	0	陽性

Q1 | 本検査結果の問題点は何でしょうか？

Q2 | Q1 の問題点の原因としては何が考えられ，
どのように対応すればよいでしょうか？

Practice

Case 04 | 解説

問題点

オモテ検査の抗Bおよびウラ検査のB赤血球に弱反応を示すオモテ・ウラ不一致で，赤血球側と血漿側のどちらにも問題となる反応が認められます．

考え方

オモテ検査の弱反応の原因は，Case 02で示したとおり，以下のことが考えられます．

(a) 亜型
(b) 新生児
(c) 疾患による ABH 抗原減弱
(d) 型物質の異常増加

またウラ検査の凝集が，本来出ないはずの凝集だとすれば，Case 03のとおり次のような原因が考えられます．

(e) 低温反応性の不規則抗体（抗 M，抗 P1，抗 Le^{b}など）
(f) 寒冷凝集素（抗 I）
(g) 連銭形成
(h) 不規則抗 A1 または抗 B

検査の進め方

以上のようにさまざまな原因が予想されますが，患者情報から年齢および疾患で除外されるものがあるので，それらを除いたすべての原因について解決するための検査を考えます．

赤血球側検査

- スライド法の実施．正常な AB 型を対照にして検査を行うと違いがわかりやすいです．
- 被凝集価の測定．正常な A_1B 型と比較します．
- 抗 A1 レクチン，抗 H レクチンとの反応の確認．

血漿側検査

- ABO 糖転移酵素活性測定．
- 反応温度条件を変えて判定．
    5℃で 5 分冷却後遠心し凝集判定．
    37℃で 10 分加温後遠心し凝集判定．
- 連銭形成を疑い鏡検．

検査結果

スライド法

[スライド法] 抗 A：+，抗 B：+（90 秒後に凝集出現）
[試験管法] 抗 A：4+，抗 B：1+

抗血清に対する被凝集価

抗 A：64 倍（対照　AB 型：1,024 倍）
抗 B：4 倍（対照　AB 型：1,024 倍）

レクチンによる凝集反応

抗 A1 レクチン：0（対照　A_1型：4+，O 型：0）
抗 H レクチン：4+（対照　A_1型：w+，O 型：4+）

ABO 糖転移酵素活性測定

A 型糖転移酵素活性：<1（対照　A_1B 型：64 倍）
B 型糖転移酵素活性：<1（対照　A_1B 型：64 倍）

Practice

ウラ検査の反応温度による凝集の強さ

［直後遠心］A$_1$赤血球：0，B赤血球：1+

［5℃・5分］A$_1$赤血球：0，B赤血球：1+

［37℃・10分］A$_1$赤血球：0，B赤血球：1+

総蛋白量および免疫グロブリン量

TP：5.8 g/dL

IgG：1,350 mg/dL

IgM：110 mg/dL

| 結果の解釈

- 被凝集価の結果から，A型抗原も弱いことがわかりました．
- レクチン凝集反応では，抗A1レクチンに反応を認めず，抗Hレクチンは O 型と同等の値を示しており，A型およびB型の亜型が示唆されました．
- ABO糖転移酵素活性測定では，A型・B型ともに活性を認めませんでした．
- ウラ検査では低温でも反応は変わらず，連銭形成も総蛋白（TP）の値から否定的であるため，不規則抗Bが示唆されました．

　ここまでの結果から，患者は不規則抗Bを保有し，A抗原，B抗原に弱反応を認める AB 型ということになります．

　追加検査として，患者に了解を得たうえで ABO 血液型タイピングキットを用いた遺伝子検査を行ったところ，*cisA$_2$B$_3$/O102* という結果が得られ，患者は cisA$_2$B$_3$型であることが判明しました．

　手術時の輸血は，O 型の赤血球製剤と AB 型の FFP で対応しました．術後，回復を待ち，患者にインフォームドコンセントを行ったところ，先月徳島からお嫁に来たばかりで，交通事故に遭ったとのことでした．血液型は父親が cisA$_1$B$_3$，母親が O 型で，ご自身も cisAB の遺伝子を受け継いでいることはご存じでした．

臨床医への報告

　一つの遺伝子上にA遺伝子とB遺伝子が両方存在し，一つの糖転移酵素によってAおよびBの転移酵素活性を有する血液型をcisAB型といいます．地域集積性があり，徳島県，香川県および能登の一部にみられる血液型です．血漿中に不規則抗A1や抗Bをもつ場合がありますので，赤血球輸血を行う時は，O型を選択してください．

　cisAB型は，血清学的検査による判定は困難ですが，遺伝子検査を行うことにより簡単に判明します．また家系調査を行うことも大変有用です．

本症例のポイント

☑ 血液型に予期せぬ反応が認められる場合は，再検を行うと同時に，どこに問題があるのか（赤血球側か血漿側か）をよく考え，解明するためにどのような検査を行えばよいか，ステップを踏んで進めていきましょう．

☑ 今回のように，血清学的検査だけでは解明できず，遺伝子検査が有用な場合もありますが，そのような設備がなければ，血液センターや大学病院に相談しましょう．

☑ 血液型が判明できない場合，緊急時にはどのような輸血を選択するか手順書を作成しておくことも重要です．

Practice

Case 05 問題

76 歳の男性.
発熱および倦怠感にて来院された.

試験管法による血液型検査結果

ABO オモテ検査			ABO ウラ検査			ABO 判定	RhD		
抗 A	抗 B	結果	A₁赤血球	B 赤血球	結果		抗 D	Rh cont.	RhD 判定
4+	2+	保留	3+	4+	O 型	判定保留	4+	2+	保留

検査データ

TP	7.1 g/dL	ALT	9 U/L
Alb	3.6 g/dL	T-Bil	2.5 mg/dL
AST	35 U/L	D-Bil	0.8 mg/dL

寒冷凝集反応：2,048 倍，血算：測定不能，ハプトグロビン：＜10 mg/dL.

Q1 本検査結果の問題点は何でしょうか？

Q2 Q1 の問題点の原因としては何が考えられ，
どのように対応すればよいでしょうか？

Case 05 解説

問題点

　Rh コントロールを含むオモテ検査およびウラ検査のすべての試験管に凝集反応が認められます．試薬との抗原抗体反応ではなく，自発凝集を起こしているようです．

考え方・進め方

- ・寒冷凝集が強い場合は，採血管やシリンジを37℃に温めた状態で採血を行います．検体は微温湯につけた状態で搬送し，遠心する際は保温材を巻くなど冷えないように工夫して，遠心後血漿（血清）は素早く別の試験管に移します．
- ・オモテ検査に用いる赤血球は 37℃生理食塩液で 1〜2 回洗浄後，2〜5％に調製し検査を実施します．
- ・上記方法で凝集が消えない場合は，非特異反応の原因となる赤血球表面上にある IgM 型抗体を失活させるため，赤血球を DTT（ジチオスレイトール）で処理します．
- ・ウラ検査は，血漿（血清）を温め，O 型赤血球に反応するかどうか確認します．O 型赤血球に凝集を認めるようなら，自己赤血球を用いて寒冷凝集素を含む自己抗体を吸着後，ウラ検査を実施します．

> **MEMO**
>
> **DTT 処理**：赤血球沈層 1 容に等量の 10 mM DTT を加え 37℃15 分加温後，赤血球を洗浄．

> **MEMO**
>
> **寒冷凝集素を吸着する方法**：温生食液で洗浄した患者赤血球沈層 1 容に患者血漿（血清）1 容を加え攪拌し，5℃で 15 分吸着後遠心して，上清を別の試験管に移す．

検査結果 （表 2）

赤血球側検査

- ・温生食液で洗浄した患者赤血球によるオモテ検査および RhD 抗原検査では，抗 A および抗 D は 4＋と反応は変わりませんでしたが，抗 B および Rh コントロールは 2＋→1＋と若干弱くなりました．
- ・そこで患者赤血球を DTT 処理したところ，抗 B および Rh コントロールは陰性化し，オモテ検査は A 型で RhD 陽性と判定できました．

血漿側検査

- ・血漿および試薬を加温しウラ検査を実施したところ，A_1赤血球：2＋，B

Practice

表2 〈Case 05〉各種処理による反応性の違い

ABO 血液型（オモテ）			ABO 血液型（ウラ）				RhD 血液型		
抗 A	抗 B	結果	A₁赤血球	B 赤血球	O 赤血球	結果	抗 D	Rh cont.	RhD 判定
4+	2+	保留	3+	4+	/	O 型	4+	2+	保留
赤血球を温生食液で洗浄			血漿および赤血球試薬を加温				赤血球を温生食液で洗浄		
4+	1+	保留	2+	4+	2+	保留	4+	1+	保留
赤血球を DTT 処理			寒冷凝集素の吸着				赤血球を DTT 処理		
4+	0	A型	0	4+	0	A 型	4+	0	陽性

赤血球：4+，O 赤血球：2＋と，A₁赤血球は若干弱くなりましたが，O
赤血球にも反応が認められます.

- そこでウラ検査に用いる血漿（血清）に患者赤血球を4℃ 1 時間反応さ
せ寒冷凝集素の吸着除去を行い，吸着後の血漿を用いてウラ検査を行っ
たところ，A₁赤血球：0，B 赤血球：4＋，O 赤血球：0 となり，A 型と
判定することができました.

以上のとおり，**赤血球は DTT 処理により，血漿は寒冷凝集素の吸着によ
り問題となる反応が消失し**，患者は A 型 RhD 陽性と判定されました.

臨床医への報告

寒冷凝集素を含む冷式自己抗体を保有する患者では，正確な血液型の判定
ができない場合がありますが，このような非特異的な反応に対し，赤血球の
DTT 処理および血漿中の寒冷凝集素の吸着除去により，A 型 RhD 陽性と判定
することができました.

DTT 処理

DTT 試薬は還元作用によりジスルフィド結合（S-S 結合）を切断し IgM を
失活させる効果があるため，赤血球が自発凝集を起こし正しい血液型判定が
行えない場合には効果的です. この試薬は，赤血球膜上の Kell, Cartwright,
LW, Dombrock などを変性させることで不規則抗体の鑑別に用いたり，抗

MEMO

抗CD38：多発性骨髄腫の治療薬．抗CD38投与例では，不規則抗体検査や交差適合試験などの抗グロブリン試験において偽陽性を呈する場合がある．

CD38投与患者ではCD38抗原を失活させることで非特異反応をなくし，不規則抗体検査を可能にしたりすることができます[4]．また血漿（血清）を処理することで，IgMとIgGの鑑別に用いることができるなど大変有用な試薬です．

ただし，DTT試薬を用いた血漿（血清）の処理には注意が必要です．10mM濃度をこえるとゲル化し，検査に使用できません．またDTT処理を行った血漿（血清）は，規則抗体である抗Aや抗Bが失活しており，ウラ検査に用いることができませんので，注意しましょう．

文献/URL

1）日本輸血・細胞治療学会：輸血副反応ガイドVer1.0．pp.33-36，日本輸血・細胞治療学会，2014.

2）厚生労働省医薬食品局血液対策課：輸血療法の実施に関する指針．平成17年9月（令和2年3月一部改正）．https://www.mhlw.go.jp/content/11127000/000619338.pdf（2025年1月10日アクセス）

3）日本輸血・細胞治療学会　赤血球型検査ガイドライン小委員会：赤血球型検査（赤血球系検査）ガイドライン（改訂4版）．日本輸血細胞治療学会誌，**68**（6）：539-556，2022.

4）Chapuy, C. I., et al.：International validation of a dithiothreitol（DTT）-based method to resolve the daratumumab interference with blood compatibility testing. *Transfusion*, **56**（12）：2964-2972, 2016.

本症例のポイント

☑ 寒冷凝集素や冷式自己抗体が強い患者では，すべての赤血球に凝集し血液型が判定できない場合がありますが，温めたり寒冷凝集素を吸着したりすることで解決することがあります．

☑ DTT試薬は大変有用ですが，使用時の注意点についても併せて確認しておきましょう．

輸血検査 | Q&A

② オモテ・ウラ不一致時の 対応は？

血液型検査でオモテ・ウラ不一致の場合，製剤選択はどうすればよいでしょうか．また特別な試薬を使用せず，自施設の試薬などで対応できるような追加検査があれば教えてください．

回答者 松浦秀哲（藤田医科大学 医療科学部 准教授/藤田医科大学病院 輸血部）

» はじめに

血液型を判定するには，オモテ検査とウラ検査を実施し，その結果が一致する必要があります[1]が，さまざまな要因によってオモテ・ウラ不一致になることが知られています[2,3]．オモテ・ウラ不一致の場合，検査結果は「判定保留」となります．血液型を判定するための追加検査には，血漿（血清）の糖転移酵素活性測定，吸着解離試験，各種レクチンを用いた検査，血漿（血清）・唾液中の血液型物質検査，不規則抗体同定検査，遺伝子検査，フローサイトメトリーを使用した抗原検査などがあります．しかし，これらの検査のなかには特殊な試薬や装置が必要なものもあり，どのような施設でも実施できるわけではありません．

» 製剤選択の考え方

まず，オモテ・ウラ不一致により血液型が判定できない場合の製剤選択について解説します．輸血管理部門として絶対に避けなければならないのが，ABO血液型不適合輸血です．ABO血液型不適合輸血を実施すると，患者生命を脅かす急性溶血性輸血反応を生じます．血液型が判定できない場合には，ABO血液型不適合輸血を回避するために，赤血球製剤はO型製剤を選択し，血漿製剤・血小板製剤はAB型製剤を選択します．その理由は，O型赤血球にはA抗原，B抗原がともに発現しておらず，またAB型血漿は抗A，抗Bを含んでいないため，ABO不適合輸血による急性溶血反応を避けることができるからです．これはLandsteinerの法則（→p.2）から考えることで理解できます．血液型が判定できない場合の製剤選択は，輸血検査の専任技師のみならず，当直や時間外で輸血医療に携

表1 緊急時の適合血の選択

患者血液型	赤血球製剤	血漿製剤	血小板製剤
A型	A型＞O型	A型＞AB型＞B型	A型＞AB型＞B型
B型	B型＞O型	B型＞AB型＞A型	B型＞AB型＞A型
AB型	AB型＞A型＝B型＞O型	AB＞A＝B	AB＞A＝B
O型	O型のみ	全型適合	全型適合

（『危機的出血への対応ガイドライン』[4]より引用）

わる者も含めすべてのスタッフに周知することが肝要です．

　O型赤血球輸血やAB型血漿製剤輸血のように，ABO血液型が異なっていても急性溶血性輸血反応を生じない血液製剤を，異型適合血といいます．血液型が「判定保留」の時のみならず，緊急輸血が必要で血液型検査を実施する猶予がない場合や，血液製剤の在庫が欠品し追加の緊急輸血に対応する必要がある場合にも異型適合血の考え方が有効です．『危機的出血への対応ガイドライン』には，緊急時における適合血の選択として，患者の血液型ごとに選択可能な製剤の血液型が赤血球製剤，血漿製剤，血小板製剤に分けて記載されています（**表1**）[4]．血液製剤の選択時には大変便利な表なので，利用することをお勧めします．

» 追加検査

　次に，オモテ・ウラ不一致の際に，多くの施設で実施可能な検査についてご紹介したいと思います．

　吸着解離試験，血漿（血清）中の型物質の検査は，多くの施設で実施が可能な検査です．検査法の詳細は他稿をご参照いただきたいですが（→p.24～），試験管法での検査が実施できる環境があれば検査は可能です．

　今回，操作が容易で有益な情報を得ることができる検査として紹介したいのは，**ウラ検査の37℃反応性を確認する**ことです[5]．検査の方法は，検査用試験管に患者血漿（血清）2滴（100 μL）とA₁赤血球，B赤血球の浮遊液をそれぞれ1滴（50 μL）添加して，よく混和後に37℃で60分間加温します．加温後，3回洗浄し抗ヒトグロブリン試薬を2滴（100 μL）ずつ滴下，3,000～3,400 rpm（1,000 G）で15秒間遠心して，凝集判定を行います．

　この検査で，37℃反応性の不規則の抗A1，抗Bを検出することができます．たとえばB型亜型症例で当該検査を実施し，B赤血球に凝集を認めた場合には，B抗原と37℃で反応する抗体を保有していることになり，輸血の際にはB抗原を含まないO型の赤血球製剤を準備する必要があります．このように，臨床的意義のある抗体を検出し，血液製剤を選

択するのに有用な検査です.

オモテ・ウラ不一致などで血液型が判定保留の患者に輸血を実施する場合は，ABO血液型不適合輸血を回避するためにO型赤血球製剤，AB型血漿製剤・血小板製剤を選択することが大原則ですが，時間的な猶予がある場合には，追加検査で不規則の抗A1または抗Bを保有するか否かを確認してはいかがでしょうか.

文献/URL

1）厚生労働省医薬・生活衛生局血液対策課：輸血療法の実施に関する指針. 平成17年9月（令和2年3月一部改正）. https://www.mhlw.go.jp/content/11127000/000619338.pdf（2025年1月10日アクセス）

2）日本臨床衛生検査技師会 監修：輸血・移植検査技術教本 第2版. p.155, 丸善出版, 2023.

3）認定輸血検査技師制度協議会カリキュラム委員会 編：スタンダード 輸血検査テキスト 第3版. 医歯薬出版, 2017.

4）日本麻酔科学会, 他：危機的出血への対応ガイドライン. http://yuketsu.jstmct.or.jp/wp-content/themes/jstmct/images/medical/file/guidelines/Ref4-1.pdf（2025年1月10日アクセス）

5）日本輸血・細胞治療学会 赤血球型検査ガイドライン小委員会：赤血球型検査（赤血球系検査）ガイドライン（改訂4版）. 日本輸血細胞治療学会誌, **68**（6）：539-556, 2022.

PART

2

不規則抗体検査

PART 02 不規則抗体検査

STEP1. 不規則抗体検査を理解するための基本用語集

井手大輔（近畿大学病院　輸血・細胞治療センター）

輸血検査において，不規則抗体検査はとても重要な検査です．ただ，実際に陽性反応が出た時には対応に困りますよね．マニュアルや参考書を読んでみても，「臨床的意義のある抗体って何だ？」「"可能性の高い抗体"と"否定できない抗体"ってどう違うの？」など，用語に戸惑うことがあるのではないでしょうか．本稿では，不規則抗体検査で登場する基本用語について解説したいと思います．

Keyword①　不規則抗体

まずは不規則抗体について知らなくてはいけません．「不規則抗体って何？」「何が不規則？」といろいろ疑問が出てきますね．不規則があるのですから，規則があるはず．まずは規則抗体から理解しましょう．

ABO血液型では，A型の人は抗Bを持ち，B型の人は抗Aを持ちます．O型は抗Aと抗Bの両方を持ち，AB型は両方とも持ちません．これは「Landsteinerの法則」とよばれています．言い換えると，「自分が持たない抗原に対する抗体を産生する」という法則です．A型の人はB抗原を持たない（＝B抗原陰性）ので，抗Bを産生するといえます．このように，抗A・抗Bは一定の法則に従い規則的に存在することから，「規則抗体」とよばれます．

規則抗体については理解できたでしょうか．では，本題に戻り不規則抗体について説明します．E抗原を例にとってみましょう．抗原の発現によってE陽性とE陰性に分類されます．先ほどの「自分が持たない抗原に対する抗体を産生する」というLandsteinerの法則に従うと，E陰性の人は必ず抗Eを持っていることになります．しかし，現実には抗Eは輸血歴や妊娠歴のある人から不規則的に検出されます．よって，不規則抗体という名前でよばれています．

ではなぜ，不規則抗体検査が必要なのでしょうか．A型RhD陽性の患者に，同じくA型RhD陽性の赤血球を輸血した場合を考えてみましょう．こ

の場合，血液型が一致しているので何の問題もないはずですが，なかには輸血した赤血球が溶血する輸血反応が生じるケースがあります．その原因の一つが不規則抗体です．同じA型RhD陽性であっても，患者が不規則抗体を保有する場合，その抗体と反応しない赤血球製剤を選択しないといけません．たとえば，このケースで患者が抗Eを保有している場合，A型RhD陽性でE陰性の赤血球製剤を選択する必要があります．不規則抗体を調べることで，溶血性輸血反応を回避することができるのです．

Keyword② 臨床的意義のある抗体

不規則抗体検査の目的は，「臨床的意義のある抗体の検出」と言い換えることができます．では，「臨床的意義のある抗体」とは何でしょうか？ 『赤血球型検査（赤血球系検査）ガイドライン（改訂4版）』[1]では，「臨床的意義のある抗体とは，対応した抗原を有する赤血球を生体内で破壊し，溶血性輸血反応の原因となる赤血球抗体である」とされています．言い換えると，「不規則抗体を持っていた場合，対応する抗原が陰性の赤血球を輸血しなければ，溶血性輸血反応が起こってしまう」という意味です．

臨床的意義のある抗体とは反対に，「臨床的意義のない抗体」も存在し，それらの抗体が検出されても，抗原陰性の赤血球を選択する必要はありません．つまり，不規則抗体が検出されても，臨床的意義の有無によって，選択する赤血球製剤が変わってくることになります．また抗Aや抗Bは不規則抗体ではありませんが，生体内で対応する抗原を持つ赤血球を溶血しますので，臨床的意義のある抗体とされています[1]．

Keyword③ 不規則抗体スクリーニング

不規則抗体スクリーニングとは，患者の血漿（血清）中に不規則抗体が存在するかどうかを調べる検査です．血漿（血清）とスクリーニング赤血球試薬を反応させることで確認できます．この検査で陽性を示した場合，何らかの不規則抗体が存在することになります．この検査で重要なのは，臨床的に意義のある不規則抗体を余すことなく検出することです．そのためには，検査に用いるスクリーニング赤血球試薬が一定の条件（下記3つ）を満たしていることが必要です[1]．

① 以下の赤血球抗原が陽性であること

C, c, D, E, e, Di^a, Di^b, Fy^a, Fy^b, Jk^a, Jk^b, S, s, M, N, P1, Le^a, Le^b

② 少なくとも2本以上のスクリーニング赤血球を一組として使用し，混合しないこと

③ 以下の抗原はホモ接合体の赤血球を含むこと

C, c, E, e, Jk^a, Jk^b, Fy^a, Fy^b, S, s

このなかでも，特にDi^a抗原陽性の赤血球は注意が必要です．市販されている赤血球試薬は欧米人の血液で作製されているため，ほとんどがDi^a陰性です．しかし，日本人では約10％の人がDi^a抗原を有しており，抗Di^aは臨床的に意義のある抗体ですので，スクリーニング赤血球にはDi^a陽性赤血球を必ず含めるようにしてください．

Keyword④ 不規則抗体同定検査

不規則抗体スクリーニングで陽性を示した場合に，検出された不規則抗体の特異性を調べる検査を不規則抗体同定検査といいます．本検査では，同定用パネル赤血球という試薬を用います．この試薬は，スクリーニング検査よりも多くの赤血球試薬で構成されています．より多くの赤血球試薬と反応させることにより，検出された抗体の特異性が浮かび上がってきます．

たとえば**表1**の場合，不規則抗体スクリーニングで陽性を示していますが，どの抗原との反応なのか，抗体の特異性まではわかりません．しかし，同定検査の結果（→p.69の**表2**参照）ではより多くの赤血球試薬と反応させたことにより，Jk^a抗原と反応を示しており，抗Jk^aの特異性をもつ不規則抗体であることがわかります．

表1 **不規則抗体スクリーニング検査**

Cell No.	Rh					Kell		Duffy		Kidd		Lewis		MNS				P	Special Antigen	Test Results		
	D	C	E	c	e	K	k	Fy^a	Fy^b	Jk^a	Jk^b	Le^a	Le^b	M	N	S	s	P1		Sal	IAT	IgG感作赤血球
SC1	+	+	0	0	+	0	+	+	0	+	0	0	+	+	0	+	0	+	Di (a+b+)	0	2+	NT
SC2	+	0	+	+	0	+	+	+	+	0	+	+	0	0	+	0	+	+		0	0	+
SC3	0	0	0	+	+	0	+	0	+	+	0	+	0	+	+	0	+	0		0	2+	NT

Keyword⑤　間接抗グロブリン試験

　不規則抗体を検出する検査法の一つです．臨床的意義のある抗体を検出するうえでもっとも信頼できる検査法であり，不規則抗体検査では必ず間接抗グロブリン試験（IAT）を用いなければなりません．

　手順としては，まず患者血漿（血清）と赤血球試薬を37℃で反応させます．37℃で反応する不規則抗体の多くはIgG型で，不規則抗体が結合した赤血球はそのまま遠心しても凝集を示しません．そこで反応後の赤血球試薬を生理食塩液で洗浄し，抗ヒトグロブリン試薬を加えます．これによりこれらIgG結合赤血球の間を橋渡しし，凝集反応として検出できるようになります．

　陰性反応を示した場合には，IgG感作赤血球を添加し凝集の有無を確認します．IgG感作赤血球との凝集を確認できれば，陰性の判定が確定します．このIgG感作赤血球は，洗浄操作の不良や，抗ヒトグロブリン試薬の添加忘れを確認する試薬で，添加した抗ヒトグロブリン試薬が機能していることを確認するものです．洗浄不良の場合は血漿成分が残存し，残存した血漿中のIgGにより抗ヒトグロブリン試薬が消費されてしまいます．この場合，IATは陰性反応を示しますが，IgG感作赤血球を添加しても凝集しないことから偽陰性であることがわかります．

Keyword⑥　反応増強剤

　間接抗グロブリン試験では，37℃で反応を行います．反応には60分（45〜90分）必要ですが，反応増強剤を添加することにより，反応時間を大幅に短縮でき，10〜15分で行うことができます．実際の反応時間は使用する試薬により異なりますので，添付文書に従ってください．

　日常的に使用されている反応増強剤には，ポリエチレングリコール液（polyethylen glycol；PEG）や低イオン強度溶液（low-ionic-strength solution；LISS），（重合）ウシアルブミン溶液などがあります．用いる試薬の種類により，PEG-IAT，LISS-IAT，ALB-IATとよびます．日常的によく使用されている試薬はPEGですが，高γグロブリン血症などの検体の場合，白濁し洗浄不良の原因となるので注意が必要です．また検出感度が高い反面，冷式抗体に由来する偽陽性反応を呈する点にも注意が必要です．冷式抗体は，室温（25℃）以下で反応する抗体で，生体内で赤血球を破壊せず，臨床的意義は低いとされています．反応増強剤によって偽陽性反応が起こる場

合には，反応増強剤無添加・37℃・60分で検査を行います．

Keyword⑦　生理食塩液法

　間接抗グロブリン試験と同じく，不規則抗体を検出する検査法の一つです．患者血漿（血清）と赤血球試薬を混和後，そのまま凝集判定を行います．ここで検出される不規則抗体はIgM型であることが多く，臨床的に意義のある不規則抗体（IgG型）は検出できません．しかし，生理食塩液法で検出できる低温反応性の不規則抗体は，反応増強剤を使用したIATで陽性を呈したり，ABO血液型検査でオモテ・ウラ不一致の原因となるため，その有無を確認できる点で有用です．IgMは分子量が大きく，IgGと異なり単独で赤血球の間を橋渡しできるため，そのまま遠心することで凝集反応を観察できます．なお生理食塩液法を単独で不規則抗体スクリーニングに用いることはできません．

Keyword⑧　酵素法

　間接抗グロブリン試験，生理食塩液法と同様に，不規則抗体を検出する検査法の一つです．蛋白分解酵素（フィシン，パパイン，ブロメリン）を用いることにより，赤血球表面の電気二重界面電位（ゼータ電位）を減少させ，赤血球間の距離を縮めます．これによりIgG型の抗体でも凝集として観察できます．酵素法には一段法と二段法があります．

- ●一段法：血漿（血清），赤血球試薬，酵素試薬を同時に混和する方法
- ●二段法：事前に酵素処理した赤血球試薬と血漿（血清）を反応させる方法

　一段法は簡便で，二段法は感度が高くインヒビターの影響を受けません．また酵素法では一部の赤血球抗原（Duffy, MNS, Xg^a, JMH, Chido/Rodgersなど）が蛋白分解酵素により分解されてしまうため，それら抗原に対する不規則抗体を検出できません．酵素法も生理食塩液法と同様に，単独で不規則抗体スクリーニングに使用することはできません[1]．実施する際は，間接抗グロブリン試験と併用します．

Keyword⑨　カラム凝集法

　試験管を用いる検査法を試験管法といいます．カラム凝集法は試験管法と同様に，凝集反応を検出する検査手法の一つです．ゲルやガラスビーズが充填されたマイクロチューブの中で，凝集赤血球を検出します．方法としては，マイクロチューブの上部にある反応槽に血漿（血清）と赤血球試薬を添加して遠心します．すると，凝集した赤血球はゲルやガラスビーズの槽を通過できず上部に捕捉される一方，非凝集赤血球は通過し底部に沈殿します．
　不規則抗体検査の場合，マイクロチューブの中に抗ヒトグロブリン試薬が充填されたカラムを使用します．ここに充填されている抗ヒトグロブリン試薬は，血漿と赤血球の中間の比重に調製されているため，ゲルやガラスビーズ槽には赤血球のみが到達できます．試験管法で間接抗グロブリン試験を行う際に必要な洗浄操作がカラム凝集法では不要となりますが，その理由はここにあります．カラム凝集法は自動輸血検査装置で使用でき，検査者間の誤差が少ないことや判定像を保存できることなどの利点があります．

Keyword⑩　マイクロプレート法

　マイクロプレート法はマイクロプレートを使用した輸血検査の方法で，直接凝集法と固相法があります．直接凝集法は血液型検査で用いられ，マイクロプレート内で凝集を観察する方法です（→p.5〜6）．不規則抗体検査で使用するのは固相法で，赤血球（膜）がマイクロプレートのウェルに固相されています．そこに血漿（血清）を添加し，反応させます．ウェルを洗浄後に抗ヒトIgG感作指示赤血球を加え，遠心して判定します．陽性の場合は指示赤血球がウェル一面に広がり，陰性の場合は底部に沈殿します．自動輸血検査装置で使用でき，判定もカメラで行うことができます．

Keyword⑪　直接抗グロブリン試験

　生体内ですでに赤血球に結合している免疫グロブリンや補体を検出する検査法です．間接抗グロブリン試験が血漿（血清）中の抗体を検出する検査であるのに対して，直接抗グロブリン試験は赤血球上にすでに結合している抗体を検出する検査だと考えてください．不規則抗体検査において，すべての

赤血球試薬と反応し自己対照も陽性になる時，自己抗体の存在を確認する場合に実施します．その他，輸血後に出血がないにもかかわらず輸血効果が得られない，溶血所見を示しているといった溶血性輸血反応の場合にも行います．患者に溶血所見を認め，その原因が免疫学的反応によるものである場合に実施する検査です．

Keyword⑫　量的効果

たとえばE陽性の赤血球の場合，遺伝子の組み合わせはE/EとE/eの2通りが考えられます．E/Eのような組み合わせをホモ接合体，E/eの組み合わせをヘテロ接合体といいます．ホモ接合体のほうがヘテロ接合体よりE抗原を多く発現しているので，抗Eはホモ接合体とより強く反応します．この現象を量的効果といいます．ヘテロ接合体の場合，抗原の発現量が少ないため，抗Eとの反応が減弱または陰性になることがあります（図1）．

図1　量的効果（例：E抗原の場合）

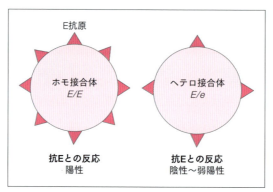

ホモ接合体のほうがE抗原の発現量が多いため，抗Eと反応する際にホモ接合体のほうが強い凝集を示す．

量的効果を示すのは，Rh，Duffy，Kidd，MNS抗原などです．Keyword③でお示ししたスクリーニング赤血球試薬の条件として，これらの赤血球抗原がホモ接合体であることが必要な理由はここにあります．量的効果を示す血液型抗原がヘテロ接合体の赤血球試薬である場合，不規則抗体が存在しても凝集せず，存在を見逃す可能性があります．そのため，量的効果の考え方はとても重要です．

Keyword⑬ 可能性の高い抗体，否定できない抗体

　不規則抗体検査で陽性となった場合，最終的には抗体の特異性を同定することがゴールです．「可能性の高い抗体」と「否定できない抗体」はその作業過程に用いる用語で，以下のように定められています[1]．

可能性の高い抗体

- ・反応パターンが，抗原表のいずれか一つの特異性と完全に一致する抗体（単一抗体）
- ・異なる検出法で得られた反応パターンが，抗原表の特異性とそれぞれ完全に一致する抗体（複数抗体）

否定できない抗体

　陰性反応を呈した赤血球において，量的効果を考慮して消去法を行い，抗原表上，消去されずに残ったすべての特異性に対する抗体．

　たとえば**表 2**の結果では，IAT で陽性を示した赤血球試薬（P1，3，4，6，8）は，Jk^a抗原陽性の試薬と一致しています．この場合，反応パターンが

表2 抗体同定検査（表 1 と同一症例）

Cell No.	Rh					Kell		Duffy		Kidd		Lewis		MNS				P	Test Results		
	D	C	E	c	e	K	k	Fy^a	Fy^b	Jk^a	Jk^b	Le^a	Le^b	M	N	S	s	P1	Sal	IAT	IgG 感作赤血球
P1	+	+	0	0	+	0	+	0	+	+	+	0	+	0	+	0	+	+	0	2+	NT
P2	+	+	0	0	+	0	+	+	0	0	+	+	0	+	+	0	+	+	0	0	+
P3	+	0	+	+	0	0	+	+	+	+	+	+	0	+	0	+	+	+	0	2+	NT
P4	+	0	+	+	0	+	0	+	0	+	0	0	0	+	0	+	+	0	0	3+	NT
P5	0	+	0	+	+	0	+	0	+	0	+	0	+	+	0	0	+	+	0	0	+
P6	0	0	+	+	+	0	+	0	+	+	+	0	+	+	+	+	+	0	0	2+	NT
P7	0	0	+	+	+	0	+	+	+	0	+	0	+	+	+	0	+	+	0	0	+
P8	0	0	+	+	+	0	+	+	+	+	0	0	0	0	+	0	+	0	0	3+	NT
P9	0	0	0	+	+	0	+	0	0	0	+	0	+	+	+	0	+	+	0	0	+
P10	0	0	0	+	+	+	+	0	+	0	+	0	+	+	0	+	+	0	0	0	+
P11	+	+	0	0	+	+	+	0	+	0	+	0	+	+	0	+	+	+	0	0	+
Auto																			0	0	+

可能性の高い抗体：抗 Jk^a.

完全に一致している抗 Jk^{a}が「可能性の高い抗体」になります.

表3の不規則抗体スクリーニングの検査結果を見てください.ここでは陰性反応に注目します.赤血球試薬に抗原が発現しているのに IAT で反応しないのですから,ここで除外します.除外されずに残ったすべての抗原に対する不規則抗体が,「否定できない抗体」となります.実際には,消去法という方法で可能性のない抗体を除外します.消去法については次に説明しますので,まずは「×」の付いていない抗原(消去されていない抗原)に対する不規則抗体がすべて「否定できない抗体」だと理解してください.

不規則抗体スクリーニングの消去法で見落としやすいポイントは,抗 Di^{a}の存在です.表3では1番目のスクリーニング赤血球試薬(SC1)が Di(a+)で,IAT で陽性反応を認めるため,否定できない抗体として抗 Di^{a}を加える必要があります.

表3 不規則抗体スクリーニング検査(表1と同一症例)

Cell No.	Rh					Kell		Duffy		Kidd		Lewis		MNS				P	Special Antigen	Test Results		
	D	C	E	c	e	K	k	Fy^a	Fy^b	Jk^a	Jk^b	Le^a	Le^b	M	N	S	s	P1		Sal	IAT	IgG 感作赤血球
SC1	+	+	0	0	+	0	+	+	0	+	0	0	+	+	0	+	0	+	Di (a+b+)	0	2+	NT
SC2	+	0	+	+	0	+	+	+	/	/	+	+	0	0	+	+	+	+		0	0	+
SC3	0	0	0	+	+	0	+	0	+	+	0	+	0	+	+	0	+	0		0	2+	NT

否定できない抗体:抗 C,抗 e,抗 Fy^a,抗 Fy^b,抗 Jk^a,抗 Le^b,抗 M,抗 S,抗 Di^a.

Keyword⑭　消去法（→p.94〜95 も参照）

不規則抗体検査の反応から特異性を推定するために用いる方法です.量的効果を考えながら,陰性を示した赤血球試薬で抗原陽性のものを除外していきます.この時に,量的効果のある抗原の場合は,ホモ接合体であれば「×」(除外),ヘテロ接合体であれば「／」(保留)をつけます.この手順で,陰性反応を示した赤血球試薬すべてに消去法を実施します.最終的に抗原表に一つでも「×」がある抗原は,抗原名のところに「×」を付けます.「×」が付いていない抗原に対する抗体を「否定できない抗体」とします.表3では Fy^{a}と Fy^{b}が量的効果を示す対立遺伝子であり,ヘテロ接合体の抗原表に「／」が付いています.「／」だけが付いている抗原についても「否定できない抗体」とします[2].

Keyword⑮　高頻度抗原に対する抗体，低頻度抗原に対する抗体

　多くのヒトが発現している抗原を高頻度抗原といいます．これらの抗原に対する不規則抗体を産生する場合，不規則抗体検査ではすべての赤血球試薬と反応を示すことになります．この時には自己抗体との区別が重要です．高頻度抗原に対する抗体の場合，自己対照は陰性です（ただし3か月以内に輸血歴がない場合）．

　一方，低頻度抗原に対する抗体は，頻度の低い抗原に対する不規則抗体です．不規則抗体スクリーニングで陰性，交差適合試験で陽性を示して見つかる場合があります（不規則抗体スクリーニング陰性で交差適合試験陽性の症例は，PART03・STEP3で学ぶことができます→p.162〜）．

Keyword⑯　2-ME，DTT

　2-ME（2-メルカプトエタノール）やDTT（ジチオスレイトール）は還元作用により，IgM分子のジスルフィド結合（S-S結合）を切断し，抗体活性を失活させる作用があります．輸血検査においては，IgG型とIgM型の抗体成分が共存する場合にIgM型を減弱・失活させIgG型の抗体を検出する際や，血液型検査などで赤血球上にIgMが結合し血液型判定が困難な場合などに使用します．

Keyword⑰　吸着（吸収），解離

　不規則抗体を，対応する血液型抗原を有する赤血球と反応させて，抗体を赤血球上に結合させる処理を「吸着（吸収）」といいます．一方，赤血球上に結合した抗体を赤血球から離す処理のことを「解離」といいます．

　不規則抗体検査においては，複数抗体を持つ患者に対し，吸着（吸収）で赤血球に結合させる抗体と上清中に残す抗体とに分離する際に用いる方法です．加えて，吸着（吸収）した抗体は解離を行うことにより抗体を分離することもできます．

Keyword⑱　Fisher 確率計算法

　不規則抗体同定パネルの反応で，偽陽性や偽陰性が生じる可能性はゼロではありません．そのため抗体の特異性を同定しても，その結果を統計学的に検証する必要があります．その際にフィッシャー（Fisher）の確率計算法が用いられます．20回に1回未満で生じる事象（$p < 0.05$）については"棄却できる"というものです．

　具体的には，**表4**のように計算します．この計算方法では，偽陽性や偽陰性反応がない場合でも抗原（＋）で反応陽性，抗原（－）で反応陰性がそれぞれ3つ以上は必要です．計算表でいうAとDの数にあたります．**表4**の計算例では$p = 0.018$（$p < 0.05$）となり，検出された不規則抗体を保有する可能性は有意に高いということがいえます．反対に$p \geqq 0.05$となった場合には，統計学的には不規則抗体を保有するとはいえないという判断になります．パネル赤血球に限りがある場合には，Harris & Hochman 法や Kanter 法などの方法も用いられます．

表4　**Fisher 確率計算法**

■ Fisher 確率計算法

反応結果	パネル赤血球		
	抗原（＋）	抗原（－）	Total
陽性	A	B	A+B
陰性	C	D	C+D
Total	A+C	B+D	N

A：抗原（＋）赤血球と反応が陽性の数
B：抗原（－）赤血球と反応が陽性の数
C：抗原（＋）赤血球と反応が陰性の数
D：抗原（－）赤血球と反応が陰性の数

$$p = \frac{(A+B)! \times (C+D)! \times (A+C)! \times (B+D)!}{N! \times A! \times B! \times C! \times D!}$$

■ 計算例

反応結果	パネル赤血球		
	抗原（＋）	抗原（－）	Total
陽性	8	1	9
陰性	0	3	3
Total	8	4	12

$$p = \frac{9! \times 3! \times 8! \times 4!}{12! \times 8! \times 1! \times 0! \times 3!} = 0.018$$

$p < 0.05$ なので，検出された不規則抗体を保有する可能性が有意に高い．

文献/URL

1）日本輸血・細胞治療学会 赤血球型検査ガイドライン小委員会：赤血球型検査（赤血球系検査）ガイドライン（改訂4版）．日本輸血細胞治療学会誌，**68**（6）：539-556, 2022.

2）日本輸血・細胞治療学会 輸血検査技術講習委員会：輸血のための検査マニュアル Ver. 1.4. https://yuketsu.jstmct.or.jp/wp-content/uploads/2024/09/4e00a6fcc4400515b5d32b2ac2477547.pdf（2025年1月10日アクセス）

3）認定輸血検査技師制度協議会カリキュラム委員会 編：スタンダード 輸血検査テキスト 第3版．医歯薬出版，2017.

4）日本臨床衛生検査技師会 監修：輸血・移植検査技術教本．丸善出版，2016.

PART 02 不規則抗体検査

STEP2. 不規則抗体の種類と臨床的意義を整理する

国分寺 晃（広島国際大学 大学院 医療科学研究科/同 保健医療学部 医療技術学科 教授）

不規則抗体とは

　血液型における抗体は，規則抗体（regular antibody）と不規則抗体（irregular antibody）に大別され，不規則抗体はさらに自然抗体と免疫抗体に分けられます（表1）．通常，自然抗体のグロブリンクラスはIgM型（完全抗体），免疫抗体のグロブリンクラスはIgG型（不完全抗体）であることが多く，溶血性輸血反応（hemolytic transfusion reaction；HTR）や胎児・新生児溶血性疾患（hemolytic disease of the fetus and newborn；HDFN）のように臨床的に問題となるのはIgG型の不規則抗体です．

表1　血液型における規則抗体と不規則抗体

規則抗体	ABO血液型において，Landsteinerの法則に従って規則的に検出される抗A，抗B，抗A,Bの抗体		
不規則抗体	上記以外の赤血球同種抗原に対する抗体	自然抗体	明らかな免疫刺激のないヒトから検出される（産生原因が不明な）抗体
		免疫抗体	輸血や妊娠により自己が保有していない赤血球同種抗原に感作されることで産生される抗体（抗Dや抗Eなど）

不規則抗体の「臨床的意義」とは

　現在まで45種類の血液型システムと，360種類以上の赤血球同種抗原が国際輸血学会で認められています[1]が，これらの血液型抗原によって産生される抗体がすべて同じ頻度での産生や同じ反応態度を示すわけではなく，臨床的意義も異なっています．

　では，赤血球抗体における臨床的意義とは，どのようなものなのでしょうか．『赤血球型検査（赤血球系検査）ガイドライン（改訂4版）』で述べられ

ている赤血球抗体の臨床的意義[2]を**表2**に示します．不規則抗体のなかでも「臨床的意義のある抗体」とは，対応した抗原を有する赤血球を生体内で破壊し，溶血性輸血反応の原因となる赤血球抗体で，検査においてはほぼ例外なく，37℃反応相からの間接抗グロブリン試験（indirect antiglobulin test；IAT）で陽性となる抗体です．

表2　赤血球抗体の臨床的意義

1. 臨床的意義のある抗体とは，対応した抗原を有する赤血球を生体内で破壊し，溶血性輸血反応の原因となる赤血球抗体（以下，抗体）である．
2. 規則抗体の抗A，抗B，抗A，Bは，いかなる場合でも，臨床的意義のある抗体である．
3. 臨床的意義のある抗体は，ほぼ例外なく，37℃反応相からの間接抗グロブリン試験で陽性となる．
4. 緊急時，とくに大量輸血を必要とする患者では，救命のため，臨床的意義のある不規則抗体が存在していても輸血せざるを得ない場合もある．

（日本輸血・細胞治療学会 赤血球型検査ガイドライン小委員会；2022[2]より引用）

AHTR・DHTR・HDFN

　不規則抗体を持っているとどのような副反応が起こり，臨床症状として現れるのでしょうか．

AHTR・DHTR

　輸血副反応にはさまざまな種類がありますが，いくつかの観点（溶血性か，免疫性か，急性か，感染性かなど）で分類することができます．赤血球を主体とした溶血性と，それ以外の白血球・血小板・血漿蛋白などがおもな原因となる非溶血性に分類した場合，溶血性は副反応発症までの時間により，急性溶血性輸血反応（acute hemolytic transfusion reaction；AHTR）〈発症時間が輸血後24時間以内のもの〉と，遅発性溶血性輸血反応（delayed hemolytic transfusion reaction；DHTR）〈発症時間が輸血後24時間以降のもの〉に分けられます．AHTRがおもに血管内溶血を起こすのに対し，DHTRはおもに血管外溶血を起こします．溶血の多くは免疫学的な要因により発生しますが（免疫性），血管内溶血は熱・圧力・薬剤などの物理化学的な要因や細菌感染により起こる場合（非免疫性）もあります．AHTR（免疫性）とDHTRの違いを**表3**にまとめました．

表3 急性溶血性輸血反応（AHTR）と遅発性溶血性輸血反応（DHTR）の違い

AHTR（免疫性）		DHTR
輸血後24時間以内 （輸血後5〜15分以内）	発症時間	輸血後24時間以降 （輸血後3〜14日）
おもに血管内溶血	溶血部位	おもに血管外溶血
ABO血液型不適合・規則抗体（IgM型） 大部分はABO血液型の不適合輸血が原因であるが，まれに補体結合性の不規則抗体で認められる	原因	同種不規則抗体（IgG型） 多くは二次免疫応答により増加した不規則抗体が原因であり，一次免疫応答によるものはきわめてまれ
輸血部位などにおける疼痛，顔面紅潮，発熱・悪寒，悪心・嘔吐，呼吸困難，低血圧，頻脈，ショック，ヘモグロビン尿・血症，DICによる出血	おもな症状	発熱，ヘモグロビン値の低下，LD・総ビリルビンの上昇，血清・尿の色調変化，まれに腎不全

DIC：播種性血管内凝固.

HDFN

　胎児期や新生児期から溶血を起こす可能性のある疾患には，**表4**に示すようなものがあります．これらは，溶血性貧血症状を呈するものから無症状に経過するものまであります．母体の不規則抗体が胎盤を通して児に移行し，溶血反応を起こして児が貧血や黄疸を呈する病態を，胎児・新生児溶血性疾患（hemolytic disease of the fetus and newborn；HDFN）とよんでいます．血液型不適合妊娠によるHDFNの半数以上はABO血液型不適合が原因で，その他にはRh型におけるD抗原やC，c，E，e抗原，Kell型，Duffy型，Kidd型やDiego型などの血液型抗原の不適合によるものがあります．

表4 胎児や新生児期から溶血を起こす可能性のある疾患

母体がおもな要因	母児間血液型不適合	・母体への過去の同種血輸血に起因するもの ・過去や現在の血液型不適合妊娠（出産や流産）に起因するもの
胎児・新生児がおもな要因 赤血球自体の異常 （遺伝性溶血性貧血）	赤血球膜異常	・遺伝性球状赤血球症 ・遺伝性楕円赤血球症 ・遺伝性口唇赤血球症
	赤血球酵素異常	・グルコース-6-リン酸脱水素酵素欠損症（G6PD欠損症） ・ピルビン酸キナーゼ欠損症（PK欠損症）
	ヘモグロビン異常	・異常ヘモグロビン症（不安定ヘモグロビン症・鎌状赤血球貧血症など） ・サラセミア

ABO 血液型不適合による HDFN は軽症であることがほとんどです（児の赤血球以外の体液や組織にも A 抗原や B 抗原が存在するので，児に移行した抗 A や抗 B が中和されること，児の赤血球上の A, B 抗原決定基は成人に比べ少ないこと，抗原の糖鎖構造が不完全であることに加え補体の活性が低いことなどが理由といわれています）．しかし，まれに重症となる場合もあります[3]．重症例では子宮内ですでに溶血性貧血が進行し，胎児水腫とよばれる病態に陥っていることがあり，こうした場合には心不全状態になり，多くは子宮内で死亡するか，生後早期に亡くなってしまいます．

　HDFN は，過去の妊娠や分娩時に不規則抗体を産生していた母親が，その後の妊娠中に胎児赤血球の流入による二次刺激を受け，大量の IgG 型抗体を産生したために，第 2 子以降の児に HDFN を生じるケースが多くを占めています．しかし，第 1 子から発症する場合もあるため，妊婦における不規則抗体スクリーニングは妊娠歴にかかわらず行うこと，妊娠前期だけでなく妊娠中期以降にも実施することが望ましく，また臨床的意義のある抗体を検出した場合は，抗体価の推移をチェックすることも重要となります．

不規則抗体と輸血用血液製剤の選択

　これまで臨床的意義のある抗体や溶血性疾患について述べてきましたが，では，溶血性輸血反応を防止するためには，具体的にどのような輸血検査と輸血用血液製剤の選択を行うべきなのでしょうか．

　免疫抗体の産生は，血液型抗原の陽性頻度（抗原感作の機会）や抗原性（免疫原性ともいう）の強さ，体内に入った抗原量などに依存し，抗体の産生頻度が異なりますが，実際に日常的に検出される不規則抗体は 20 種類ほどに限られます．輸血予定患者への輸血用血液製剤（赤血球製剤）選択の流れを**図1**に，主要な血液型抗原と不規則抗体の臨床的意義および輸血用血液製剤の選択を**表5**に示します．

　通常は，ABO・RhD 同型の赤血球製剤を準備し，交差適合試験に適合した赤血球製剤を輸血しますが，過去に臨床的意義のある不規則抗体の保有歴がある患者を含めて，Rh・Duffy・Kidd・Diego・Kell・S・s に対する抗体や 37℃反応性の抗 M・抗 Le^a（**図1**の※2），抗 Jr^a（**図1**の※3）の不規則抗体が検出された場合は，対応抗原が陰性の赤血球製剤を日本赤十字血液センターに手配します．

図1 輸血予定患者への輸血用血液製剤（赤血球製剤）選択の流れ

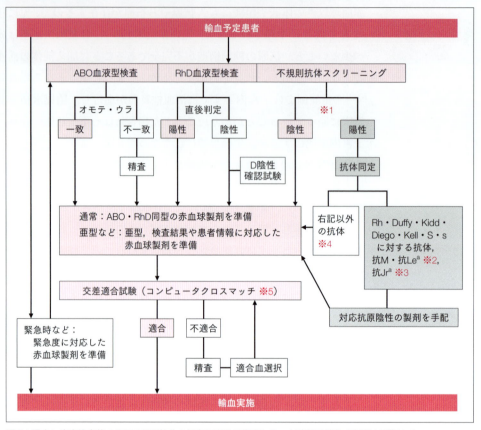

- ※1：過去に臨床的意義のある不規則抗体の保有歴がある患者には，対応抗原陰性の製剤を手配する．
- ※2：反応増強剤無添加による間接抗グロブリン試験（37℃，60分）にて陽性を示す場合．
- ※3：抗Jr^{a}の臨床的意義についてはさまざまな報告がみられ，HTRの発生を否定できないため，対応抗原陰性の製剤を手配することが望ましい．
- ※4：ただし，JMH，Knops，Cost，Chido/Rodgers，KANNO以外の高頻度抗原，または低頻度抗原に対する抗体の場合は，専門機関などと相談する．
- ※5：コンピュータクロスマッチの運用においては，臨床的意義のある抗体を保有していないことや保有歴がないことなどの条件がある．

　日本赤十字血液センターでは，医療機関からの不規則抗体による抗原陰性血液供給の依頼に対し円滑に応じるため，抗体の臨床的意義（供給頻度）が高いC, c, E, e, Jk^a, Jk^b, Di^a, Le^a, Fy^b, M, Sの11抗原について，あらかじめ自動輸血検査装置（モノクローナル抗体試薬使用）による検査を実施しており，その情報は赤血球抗原情報検索システムにより公開されています．この検索システムを活用することで，医療機関内にある赤血球製剤の抗原情報を調べることができます（本システムの利用については日本赤十字血

表5 主要な血液型抗原と不規則抗体の臨床的意義および輸血用血液製剤の選択

血液型	抗原 種類*1	陽性頻度*2	不規則抗体 検出頻度	反応性*3 Sal	Enz	IAT	臨床的意義	輸血用血液製剤（赤血球製剤）の選択*4
Rh	D	99.5	△	△	◎	◎	あり	抗原陰性
	C	88	○	△	◎	◎	あり	抗原陰性
	E	50	◎	△	◎	◎	あり	抗原陰性
	c	56	◎	△	◎	◎	あり	抗原陰性
	e	91	○	△	◎	◎	あり	抗原陰性
Duffy	Fy^a	99	△			◎	あり	抗原陰性
	Fy^b	20	○		△	◎	あり	抗原陰性
Kidd	Jk^a	73	○		△	◎	あり	抗原陰性
	Jk^b	77	○		△	◎	あり	抗原陰性
Diego	Di^a	10	○		△	◎	あり	抗原陰性
	Di^b	99.8	△		△	◎	あり	抗原陰性
Kell	K	0				◎	あり	抗原陰性
	k	100				◎	あり	抗原陰性
JR	Jr^a	99.95	△		△	◎	あり	抗原陰性が望ましい
MNS	M	78	◎	◎		△	あり	無添加-IAT 陽性の場合：抗原陰性
							なし	無添加-IAT 陰性の場合：選択の必要なし
	N	72		◎		△	なし	選択の必要なし
	S	11	○	△	△	◎	あり	抗原陰性
	s	99.7				◎	あり	抗原陰性
Lewis	Le^a	22	◎	◎	○	△	あり	無添加−IAT 陽性の場合：抗原陰性
							なし	無添加−IAT 陰性の場合：選択の必要なし
	Le^b	68	◎	◎	○	△	なし	選択の必要なし
P1PK	P1	35	◎	◎	○	△	なし	選択の必要なし
Xg	Xg^a	80	△			◎	なし	選択の必要なし
高頻度抗原の JMH, Knops, Cost, Chido/Rodgers, KANNO に対する抗体							なし	選択の必要なし
その他高頻度または低頻度抗原に対する抗体							特異性，症例により異なる	輸血認定医，輸血認定技師または専門機関に相談

*1：グレーの網かけをしている項目は，日本赤十字血液センターにてあらかじめ検査を行っている抗原であることを示す．D抗原（D陰性患者への輸血のみ）については，不規則抗体（抗D）の有無にかかわらず，抗体産生防止を目的として D陰性（D同型）の赤血球製剤を選択する．

*2：日本人におけるおおよその陽性頻度（％）．

*3：Sal：生理食塩液法，Enz：酵素法，IAT：間接抗グロブリン試験．◎：高い，○：普通，△：低い．

*4：『赤血球型検査（赤血球系検査）ガイドライン（改訂4版）』[2]より．無添加-IAT：反応増強剤無添加の間接抗グロブリン試験（37℃，60分）． （石丸健，他；2011[4]をもとに作成）

液センターへ問い合わせが必要).

　また赤血球には「まれな血液型」が存在します.「まれな血液型」とは,日本人における検出頻度が1%以下の血液型のことです.多くのヒトが保有している抗原を欠き,その抗原に対する抗体を患者が保有している場合（患者がまれな血液型の場合）,輸血用血液としてもまれな血液型が必要となることがあります.日本赤十字血液センターでは,そのような場合の供給依頼に対しても迅速に対応できるよう,まれな血液型のスクリーニングや確認検査も行い,血液の確保に努めています.

ABO 血液型（抗 A，抗 B，抗 A,B）

　ここからは,各血液型・抗原に対する抗体の性状などについて解説します.輸血においては,副反応が軽症のものから重篤なものまで発生していることから,安全対策については,最新の知見に基づいた対応が求められます.

　ABO 血液型は,輸血医療においてもっとも重要な血液型であり,患者の保有する抗 A や抗 B に対応する赤血球抗原が輸血された場合は,抗体に覆われた赤血球が補体の活性化により急激に破壊され,血管内溶血を起こします.続いて,血圧低下,腎不全,播種性血管内凝固（disseminated intravascular coagulation；DIC）などを呈し,死に至ることもあります[2].

　A 型の抗 B,B 型の抗 A はおもに IgM 型であり,わずかに IgG 型が存在します.O 型の抗 A,B の抗体は,A 抗原と B 抗原に共通する構造に反応する抗体で,IgG 型である場合が多く,抗体価の高い IgG 型の抗体が胎盤を通過すると,ABO 血液型不適合妊娠における HDFN の原因となります.しかし,前述（→p.77）のとおり,ABO 血液型不適合妊娠による HDFN が重症化することはまれです.

H 抗原（抗 H，抗 HI）

　H 抗原の欠損型は Bombay（O$_h$）型とよばれ,H 抗原が微量に存在しているものに para-Bombay 型があります.O$_h$型は,血漿（血清）中に抗 A,抗 B,抗 A,B の他に 4〜37℃まで広範囲な温度域で反応する抗 H を自然抗体として保有しており,抗 H は H 抗原を保有するすべての赤血球と凝集するため,溶血性輸血反応の原因となります.

　O$_h$型のヒトへ輸血する際は,同型（O$_h$型）の血液を必要とします.para-

Bombay 型で唾液が非分泌型の場合（A_h，B_h）は血漿（血清）中に抗 H を持ち，分泌型の場合（$O_m{}^h$，$A_m{}^h$，$B_m{}^h$）は血漿（血清）中に抗 HI を持ちます．抗 HI は，H と I 抗原をともに持っている赤血球と強く反応しますが，低温でのみ反応し，37℃で反応するものはほとんどなく，臨床的意義はありません．

Rh 血液型（抗 E，抗 c など）

Rh 血液型には D，C，c，E，e を代表として 50 種類以上の抗原が存在します．それぞれの抗原の陽性頻度は異なり，抗原性（抗体の作りやすさ）も異なりますが，D 抗原の抗原性は非常に強く，産生された抗 D は重篤な HTR や HDFN に関与するため，D 陰性患者への輸血は不規則抗体（抗 D）の有無にかかわらず，抗体産生防止を目的として D 陰性の赤血球製剤を用います．

E 陰性患者へ E 陽性の赤血球を輸血した場合，抗体の産生は 6％程度とされていますが，E 抗原も適合させた（適合率 50％）輸血は通常実施されていないことから，抗 E がしばしば検出されます．また日本人における抗原頻度として，E と c 抗原がともに陰性となる患者（c−E−）は約 43％であり，c 抗原が陽性（陽性頻度 56％）の赤血球輸血となる場合も多いことから，抗 E 保有患者には抗 c の産生とその抗体による HTR にも注意が必要です．

Duffy 血液型（抗 Fy^a，抗 Fy^b）

Duffy 血液型で輸血や妊娠など臨床上重要となるのは，Fy^a と Fy^b 抗原に対する抗体です．抗 Fy^a と抗 Fy^b はおもに IgG 型の免疫抗体で，IAT で検出され，HTR や HDFN の原因となりますが，HDFN は多くの場合軽症です．

Kidd 血液型（抗 Jk^a，抗 Jk^b）

抗 Jk^a と抗 Jk^b はおもに IgG 型の免疫抗体で，IAT でよく検出され，HTR（特に DHTR が重要）や HDFN の原因となりますが，HDFN の重症例はきわめてまれで，軽症である場合が多いです．

Diego 血液型（抗 Di^a，抗 Di^b）

　Diego 血液型で臨床上重要となるのは，Di^a と Di^b 抗原に対する抗体です．日本人の Di（a−）は約 90.8%，Di（b−）は約 0.2% であり，抗 Di^a と抗 Di^b が IAT で検出されていますが，ともに免疫抗体としても自然抗体としても存在しています（ただし抗 Di^b の自然抗体はまれ）．抗 Di^a，抗 Di^b ともに HTR や HDFN の原因となりますが，抗 Di^a は HTR での症例報告が多く，抗 Di^b は HDFN での症例報告が多くなっています．

Kell 血液型（抗 K）

　日本人では K+ が 0.01〜0.02% と推定され，ほとんどが K−k+，Kp（a−b+），Js（a−b+）型であり，多型性がないため Kell 血液型における同種抗体が検出されることはまれで，臨床上問題となる例は多くありません．しかし白人では，K 抗原は ABO，Rh 血液型に次ぐ臨床的にきわめて重要な血液型です．白人の K+ は約 9% で，抗 K は重篤な HTR や HDFN を引き起こします．

JR 血液型（抗 Jr^a）

　日本人における Jr（a−）の頻度は約 0.06% 前後（1/1,500〜1/2,000 人）とされていますが，他の人種よりも頻度は高いです．抗 Jr^a は，おもに輸血や妊娠により産生される（妊娠によるものが多い）免疫抗体で，IAT でもっともよく検出されています．抗 Jr^a の臨床的意義についてはさまざまな報告がみられ，抗 Jr^a による HTR が起こるか予測できない現状においては，対応抗原陰性の赤血球製剤を選択することが望ましいといえます．

MNS 血液型（抗 M，抗 N，抗 S，抗 s）

　抗 M と抗 N は，ほとんどが低温反応性の自然抗体であり，臨床上問題となることは多くありません．しかし，まれではありますが，抗 M による HDFN の症例報告もあることから，反応増強剤無添加での IAT（37℃，60

分）を行い，陽性反応を示す場合は，輸血の際に対応抗原陰性の赤血球製剤を使用する必要があります[2,5]．

抗 S と抗 s は，免疫抗体であることが多く，HTR や HDFN の原因となります．

Lewis 血液型（抗 Le^a，抗 Le^b，抗 Le^{ab}，抗 Le^c，抗 Le^{d}など）

抗 Le^{a}や抗 Le^{b}の抗体は，Le（a−b−）のヒトに自然抗体として産生されることが多く，Le（a−b+）のヒトには体液に少量の Le^{a}型物質が存在しているため，同種抗体として抗 Le^{a}が産生されることはありません．Le（a+）型と Le（b+）型の両方に反応し，さらに臍帯血球とも反応する抗 Le^{ab}（Le^{abx}），非分泌型 Le（a−b−）の成人血球と反応する抗 Le^c，分泌型 Le（a−b−）の成人血球と反応する抗 Le^{d}などの抗体があります．

Lewis の抗体のほとんどは自然抗体であり，室温以下で強く反応する IgM 型で，胎盤通過性がなく，Lewis 抗原の発達も不十分なため，HDFN を起こしません．しかし，抗 Le^{a}は HTR を起こすことがある抗体で，（前述の抗 M 検出時と同様な対応として）反応増強剤無添加での IAT（37℃，60 分）において陽性反応を示す場合は，赤血球製剤の輸血の際に Le（a−）の血液（抗原陰性血）を使用する必要があります[2]．

P1PK および Globoside 血液型（抗 P1，抗 P，抗 PP1P^k）

抗 P1 はときに P$_2$型（P1−P+）のヒトの血清中に存在し，ほとんどが低温反応性の IgM 型自然抗体で，臨床的意義はありません．しかし海外では，抗 P1 が原因で AHTR や DHTR を認めたとの症例も報告されています[6,7]．

抗 P は，P$_1^k$型（P1+P−P^k+）と P$_2^k$型（P1−P−P^k+）のヒトの血清中にほぼ例外なく存在する自然抗体で，体温付近まで強い活性をもち，不適合赤血球を急激に破壊する（試験管内でも血球を溶血させる）ため，HTR や HDFN に注意が必要です．

抗 PP1P^{k}は，p 型（P1−P−P^k−）のヒトにおいて産生されている抗 P，抗 P1（多くは P1 と P^{k}の共通構造を認識する抗 P1P^k）と抗 P^{k}との混合抗体であり，HTR や HDFN を引き起こします．

Xg 血液型（抗 Xgᵃ）

　抗 Xgᵃ は，自然抗体として考えられる（輸血歴のない男性に認められる）ケースが多く，大半が IgG 型で，IAT により検出されています．Xgᵃ 抗原の抗原性（免疫原性）は弱く，抗体の反応も弱いです．HDFN の症例報告はなく，輸血後に軽微な発熱がみられた症例報告はあるものの，HTR の原因にならないとされています．

文献/URL

1) International Society of Blood Transfusion(ISBT)：Red Cell Immunogenetics and Blood Group Terminology. http://www.isbtweb.org/isbt-working-parties/rcibgt.html(2025 年 1 月 10 日アクセス)

2) 日本輸血・細胞治療学会　赤血球型検査ガイドライン小委員会：赤血球型検査（赤血球系検査）ガイドライン（改訂 4 版）．日本輸血細胞治療学会誌，**68**（6）：539-556，2022.

3) Kato, S., et al.：Massive intracranial hemorrhage caused by neonatal alloimmune thrombocytopenia associated with anti-group A antibody. *J. Perinatol.*, **33**（1）：79-82, 2013.

4) 石丸健，他：不規則抗体スクリーニング検査の種類・手順・注意点．*Medical Technology*，**39**（13）：1395-1401，2011.

5) Furukawa, K., et al.：Example of a woman with multiple intrauterine deaths due to anti-M who delivered a live child after plasmapheresis. *Exp. Clin. Immunogenet.*, **10**（3）：161-167, 1993.

6) Arndt, P. A., et al.：An acute hemolytic transfusion reaction caused by an anti-P₁ that reacted at 37℃. *Transfusion*, **38**（4）：373-377, 1998.

7) Chandeysson, P. L., et al.：Delayed hemolytic transfusion reaction caused by anti-P₁ antibody. *Transfusion*, **21**（1）：77-82, 1981.

PART 02 不規則抗体検査

STEP3. 不規則抗体スクリーニング・同定の手順と注意点を学ぶ

丸山美津子（三重大学医学部附属病院　輸血・細胞治療部）

不規則抗体スクリーニング・同定の目的と意義

　不規則抗体スクリーニングは，患者の血漿（血清）を，主要な血液型抗原を保有する赤血球試薬と反応させて，血漿（血清）中の不規則抗体の有無を確認する検査です．不規則抗体には，生理食塩液法で検出される低温反応性のIgM型抗体と，間接抗グロブリン試験で検出される37℃反応性のIgG型抗体が存在しますが，臨床的意義のある不規則抗体はIgG型抗体であるため，『輸血療法の実施に関する指針』（厚労省医薬食品局通知）には，「患者の不適合輸血を防ぐため，間接抗グロブリン試験を含む不規則抗体のスクリーニング検査を行い，結果が陽性の場合には，不規則抗体同定試験を行う」と記載されています．

　臨床的意義のある抗体を輸血前に確認することは，溶血性輸血反応（hemolytic transfusion reaction；HTR）の予防や適合血の確保につながります．また妊婦の場合は，血液型不適合妊娠による胎児・新生児溶血性疾患（hemolytic disease of the fetus and newborn；HDFN）を予見し，対策を講じるために重要です．ただし，臨床的意義のない低温反応性の抗体であっても，ABO血液型ウラ検査においてオモテ・ウラ不一致の原因となる場合があるため，不規則抗体検査で低温反応性の抗体の存在を確認することも必要です．

不規則抗体スクリーニング・同定の準備

患者検体

・凝固血またはEDTA加血を用います．

・過去3か月以内に輸血歴あるいは妊娠歴がある患者は，輸血予定日に先立つ3日以内（輸血日を含む3日以内）の検体を用います．

・検体は血漿（血清）を分離して冷蔵（2〜8℃）で保存します．臨床的意

義のない低温反応性の抗体を検出しないためにも，使用時には室温に戻します．

検査試薬

　検査試薬はメーカーにより試薬特性が異なるため，分注量，反応時間，洗浄回数などについては添付文書を確認します．Lot番号，使用開始日，有効期限，保管温度などに留意した適切な試薬管理が望まれます．STEP1（→p.62～）で解説された項目もありますが，復習もかねて確認していきましょう．

抗体スクリーニング用の赤血球試薬

　抗体スクリーニング用の赤血球試薬は，下記①～③の条件を満たしている必要があります．

① 以下の赤血球型抗原が陽性であること
　C, c, D, E, e, Di^a, Di^b, Fy^a, Fy^b, Jk^a, Jk^b, S, s, M, N, P1, Le^a, Le^b

② 少なくとも2本のスクリーニング赤血球を一組として用いるが，これらの赤血球を混合してはならない

③ 以下の抗原については，ホモ接合体の赤血球を含むことが望ましい
　C, c, E, e, Jk^a, Jk^b, Fy^a, Fy^b, S, s

　特にDi^a抗原には注意しましょう．抗Di^aはHTRやHDFNの原因となりうる臨床的意義のある抗体です．しかし，Di^a抗原は日本人（蒙古系民族）に特有の抗原で，欧米からの輸入赤血球試薬には含まれていない場合があるため，Di^a抗原陽性赤血球試薬が含まれていることを確認する必要があります．なお，Di^b抗原は高頻度抗原であるため，赤血球試薬の抗原表に記載がなくてもDi^b抗原陽性と考えてよいとされています．

注意点

・使用時に試薬が低温になっていると低温反応性の抗体を検出しやすくなるため，室温に戻す．
・赤血球試薬は赤血球が沈殿するため，スポイトで混和し濃度を均一にしてから使用する．

抗体同定用の赤血球試薬

　不規則抗体同定用パネル赤血球（Rh, Kidd, Duffy, Kell, Diego, MNS, P1, Lewisなど主要な血液型抗原の有無がわかっている10～20種のO型赤血球）を使用します．

抗ヒトグロブリン試薬

　抗ヒトグロブリンはIgGのFc部分と結合します．抗原抗体反応により試薬赤血球に感作した患者のIgG型抗体が抗ヒトグロブリン試薬により架橋さ

れ，肉眼的凝集となることにより不規則抗体を検出します．多特異抗ヒトグロブリン試薬（抗 IgG，抗補体を含む）あるいは抗ヒト IgG 抗体試薬を使用します．検査に血漿ではなく血清を用いた場合，多特異抗ヒトグロブリン試薬は，補体結合性のある一部の抗体で検出感度が高まることがあります．

* 反応増強剤にポリエチレングリコール液（polyethylene glycol；PEG）を用いた場合，多特異抗ヒトグロブリン試薬を使用すると偽陽性反応を生じやすい傾向にあるため，抗ヒト IgG 抗体試薬を用いることが推奨されています．

* 赤血球洗浄が不十分な場合（血漿蛋白，特に IgG が残存している場合）は，抗ヒトグロブリン試薬が中和され間接抗グロブリン試験の判定が偽陰性になるため，IgG 感作赤血球で凝集を確認することが必須となります．

* 抗ヒトグロブリン試薬添加後は，時間の経過に伴い抗体が解離してしまうため，すぐに遠心・判定を行います．

* 再遠心による判定は，反応を減弱あるいは陰性化させるため避けます．

反応増強剤

臨床的意義のある抗体における抗原抗体複合体の産生は，37℃・60 分で最高点に達しますが，反応増強剤を用いることにより，10〜15 分に反応時間を短縮できます．反応増強剤には，PEG や低イオン強度溶液（low-ionic-strength solution；LISS）を用いることが望ましいとされています．重合ウシアルブミン溶液は PEG や LISS より感度が劣り，一部の臨床的意義のある抗体を検出できない場合があるため，推奨されていません．

● PEG

可溶性の中性ポリマーで，立体的排他現象〔PEG の脱水作用（赤血球表面の水分子を除去する）により，赤血球同士が密接に重なり抗体の架橋を容易にする現象のこと〕により免疫複合体形成を促進させる反応増強剤です．感度，特異性および凝集力がいずれも優れており，特に臨床的意義のある IgG 型の Rh，Duffy，Kidd などの弱い抗体を検出しうるといわれています．

● LISS

反応溶液中のイオン強度を下げることにより，赤血球表面の陽イオンが減少し，陰性荷電の赤血球と陽性荷電の IgG 型抗体の静電気結合が増強します．ただし，イオン強度を下げすぎると非特異反応が増加するため，血漿（血清）と LISS 浮遊赤血球の比率は試薬の添付文書を遵守します．

LISS のイオン強度：0.03 M

血清を用いた場合，抗原抗体反応に最適とされている最終イオン強度：0.09 M

注意点

異常 γ グロブリン血症や高 γ グロブリン血症の患者検体は，PEG 添加により白濁し沈殿（ゲル化）した γ グロブリンのため，赤血球洗浄が不十分になりやすい．その結果，抗ヒトグロブリン試薬が中和され，間接抗グロブリン試験の判定が偽陰性となるため，IgG 感作赤血球で凝集を確認すること（→p.88）が必須となる．

IgG感作赤血球

　間接抗グロブリン試験の精度管理として使用します．間接抗グロブリン試験の判定が真に陰性の場合，IgG感作赤血球は，残存する抗ヒトグロブリン試薬と反応するため凝集します．凝集がみられない（陰性の）場合，検査無効となります．自家調製の場合は適切な品質管理が必要です．

● 凝集がみられない（偽陰性の）原因
・抗ヒトグロブリン試薬の入れ忘れ
・赤血球洗浄が不十分（血漿蛋白，特にIgGが残存していることによる抗ヒトグロブリン試薬の中和）
・PEGによりゲル化したγグロブリンによる抗ヒトグロブリン試薬の中和
・抗ヒトグロブリン試薬の劣化

0.9％生理食塩液

　患者の赤血球浮遊液作製時および赤血球洗浄時に使用します．自家調製の場合，適切な品質管理が必要です．
　（調製例）塩化ナトリウム9.0 gを蒸留水1,000 mLに溶解し，緩衝液などを加え，生理食塩液の至適pH 6.5〜7.5に調製します．

検査器具・機器

試験管

　直径×長さが12×75 mmまたは10×75 mmで，ガラス製のものを用います．

試験管立て

　上記の試験管が立てられるものを使用します．
　（例）ステンレス製金網型あるいはステンレス製打抜型．

スポイト

　1滴量が約50 μLのものを用います．スポイト先端の太さや材質（ガラス製，樹脂製），滴下時の角度で滴下量が異なるため，自施設で使用しているスポイトの1滴量を確認しておきます．

洗浄ビン

　生理食塩液専用で樹脂製のものが望ましいです．洗浄ビンや先端の結晶析出などの汚れに注意し，適宜清掃します．

注意点

不適正なpH(pH8.0以上，pH6.0以下)では，抗体の解離や反応減弱を起こしやすくなるため，生理食塩液は作り置きや継ぎ足しをしないことが望ましいとされる．

判定用遠心機

判定時の遠心は，3,000〜3,400 rpm（1,000 G）15秒で行います．定期的にタコメーターで回転数を，タイマーで回転時間を確認します．遠心力が強すぎる場合は偽陽性の要因となり，弱すぎる場合は偽陰性の要因となります．

自動血球洗浄遠心機

赤血球洗浄操作（生理食塩液洗浄〜遠心〜デカント〜揺動攪拌の一連）を自動で行います．手技の統一，洗浄操作の時間短縮（3回洗浄で約3分）が可能です．定期的に設定条件や生理食塩液の分注量，洗浄終了時の残存生理食塩液量を確認し，生理食塩液ボトル，ラインおよび洗浄口の結晶析出などの汚れに注意し，適宜清掃します．

恒温槽

抗原抗体反応の至適温度は37℃です．恒温槽内の温度（表示温度と恒温槽内の実際の温度に差がないこと）と水量を確認し，適宜清掃します．

不規則抗体の検査法

不規則抗体の検査法は，間接抗グロブリン試験の他，生理食塩液法，酵素法などがあります．STEP1（→p.65〜）でも解説がありましたが，覚えているでしょうか．ポイントを再度まとめます．

間接抗グロブリン試験

間接抗グロブリン試験（indirect antiglobulin test；IAT）は，臨床的意義のある不規則抗体を検出するうえでもっとも信頼できる検査法です．臨床的意義のある不規則抗体のほとんどは37℃反応性のIgG型抗体です．抗原抗体反応によって試薬赤血球に感作した患者のIgG型抗体は，抗ヒトグロブリン試薬により架橋され，肉眼的凝集として検出されます．

反応増強剤としてPEGを試験管法に，またLISSを試験管法，カラム凝集法，固相マイクロプレート法に用いることで，反応増強剤無添加では60分（45〜90分）必要となる反応時間を10〜15分に短縮することができます．特にPEGを用いたIATは高感度であり，日本においても遅発性溶血性輸血反応（delayed hemolytic transfusion reaction；DHTR）の防止に有用であることが統計学的に示されています[1]．

MEMO

自己対照について
『赤血球型検査（赤血球系検査）ガイドライン（改訂4版）』では，「不規則抗体スクリーニングに自己対照を含める必要はないが，抗体スクリーニングが陽性となった方法でパネル赤血球との反応をみる時，患者自身の赤血球を用いた自己対照について同時に検査する」とされている．自己対照が陽性となった場合には自己抗体の可能性があるため，同種（不規則）抗体との鑑別が必要になる．特に，直近の輸血によって産生された抗体が患者体内の輸血赤血球に結合して自己対照が陽性になる症例では，DHTRに注意する．

生理食塩液法

生理食塩液法は自然抗体の検出に優れており，検出される抗体のほとんどが低温反応性のIgM型抗体です．患者血漿（血清）と赤血球試薬を混和した後に遠心判定するという簡便な検査法です．

反応時間や反応温度の違いにより，混和した直後に判定する方法や，4℃・室温・37℃の各温度で15～60分反応させてから判定する方法があります．低温や室温相の生理食塩液法は，臨床的意義のない低温反応性の不規則抗体の検出率を高めるため，抗体スクリーニングには不向きであり，37℃の生理食塩液法についても，実施せずとも輸血の安全性は確保できるとの報告[2]があります．

酵素法

蛋白分解酵素（フィシン，パパイン，ブロメリン）は，赤血球膜上の糖蛋白末端のシアル酸を分解し，赤血球表面の電気二重界面電位（ゼータ電位）を減少させ，赤血球間の距離を狭めます．この原理を利用することで，抗原抗体反応により酵素処理赤血球に感作した患者のIgG型抗体を肉眼的凝集として検出します．患者血漿（血清）・赤血球試薬・酵素試薬を同時に混和する一段法と，患者血漿（血清）と事前に酵素処理した赤血球試薬を混和する二段法があります．二段法は一段法より検出感度が高く，さらに患者血漿（血清）と酵素試薬が直接混ざらないため，患者血漿（血清）による酵素阻害や酵素による抗体失活の可能性がない面でも優れています．

酵素処理赤血球は，酵素処理によりMN抗原，Duffy抗原が減弱または失活する一方，抗Rhおよび抗Kiddなどの反応が増強されることがあります．併せて，非特異凝集や臨床的意義のない低温反応性の抗体を検出することもあるため注意が必要です．

 不規則抗体スクリーニング（試験管法による生理食塩液法と間接抗グロブリン試験）の手順[3]（図1）

- 生理食塩液法

　❶ 検体は3,000 rpm（1,200 G）5分遠心し，患者氏名を明記した試験管に血漿（血清）を分取します．
　❷ スクリーニング赤血球の本数分の試験管を用意します．
　❸ ❷の試験管に患者氏名（または識別番号），スクリーニング赤血球の番号などを明記します．
　❹ ❸に患者血漿（血清）を2滴ずつ滴下します（分注漏れ確認）．

図1 不規則抗体スクリーニングの検査手順

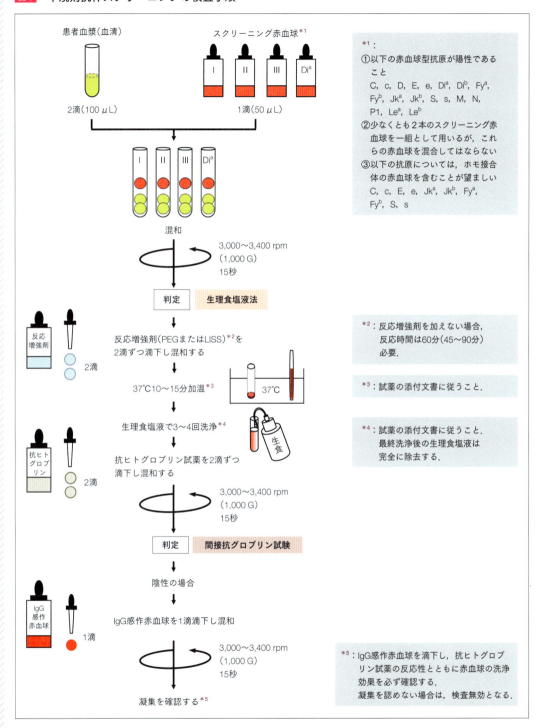

⑤ スクリーニング赤血球（Di^{a}陽性赤血球を含む）を均一に混和し，1滴ずつ滴下し，よく混和します（分注漏れ確認）.

⑥ 3,000～3,400 rpm（1,000 G）15秒遠心します.

⑦ 溶血や凝集の有無を観察し，判定結果（反応強度）を記録します.

● | 間接抗グロブリン試験 |

⑧ ⑦の試験管に反応増強剤を2滴ずつ（添付文書に従う）滴下し，よく混和します.

⑨ 37℃で10～15分（添付文書に従う）加温します.

⑩ 生理食塩液で赤血球を3～4回洗浄します（最終洗浄後の生理食塩液は完全に除去します）.

⑪ 洗浄後，ただちに抗ヒトグロブリン試薬（PEG-IATでは抗ヒトIgG抗体試薬）を2滴ずつ滴下し，よく混和後，3,000～3,400 rpm（1,000 G）15秒遠心します. 放置すると抗体が解離するので注意.

⑫ 溶血や凝集の有無を観察し，判定結果（反応強度）を記録します.

⑬ 陰性を呈した試験管にIgG感作赤血球を1滴滴下し，よく混和します.

⑭ 3,000～3,400 rpm（1,000 G）15秒遠心し，IgG感作赤血球の凝集を確認できれば陰性の判定が確定します. 凝集を認めない場合は，抗ヒトグロブリン試薬や洗浄操作の不良などによる偽陰性が疑われるため，検査無効となります.

抗体スクリーニング陽性から抗体同定までの流れ

　不規則抗体スクリーニングが陽性の場合，不規則抗体同定用パネル赤血球を用いて抗体同定へ進みます. 不規則抗体スクリーニングで陽性になった方法で精査し，反応パターンが一致する「可能性の高い抗体」と，消去法から「否定できない抗体」を推測します. 抗体同定の流れ[3]（図2）に示すとおり，患者情報の収集や追加パネル赤血球との反応，統計学から抗体特異性を絞り込み，不規則抗体を同定します.

抗体同定の過程で必要となる基本的な知識

可能性の高い抗体とは

・反応パターンが，抗原表のいずれか一つの特異性と完全に一致する抗体（単一抗体）

・異なる検出法で得られた反応パターンが，抗原表の特異性とそれぞれ完全

図2　不規則抗体スクリーニング陽性から抗体同定までの流れ

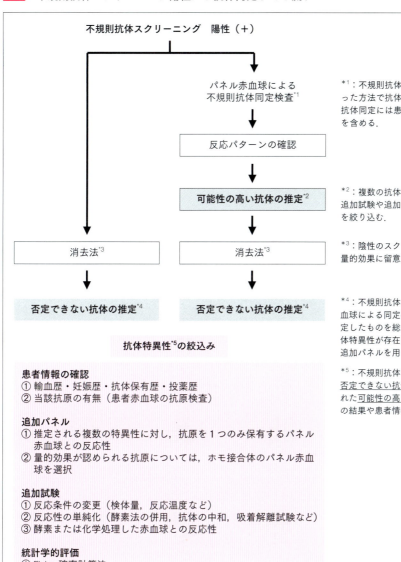

に一致する抗体（複数抗体）

否定できない抗体とは

・陰性反応を呈した赤血球において量的効果を考慮して消去法を行い，消去されずに残った抗原表のすべての特異性に対する抗体．ただし，当面の輸血ではまれな特異性については考慮しなくてもよい．

・消去法による「否定できない抗体」の推定は，輸血を前提とした場合，間接抗グロブリン試験の結果を用いて行う．

消去法とは

抗原表に記載した検査結果から，陰性を呈したパネル赤血球の抗原に対する抗体を除外していき，抗体の特異性を推定する方法です．

次の①〜③のルールに従い，抗原表に記載された抗原「＋」の上に『×』（除外）または『/』（保留）を記載します．併せて，消去法において Rh，Duffy，Kidd，MNS は量的効果（後述）を考慮します．

① 量的効果のあるホモ接合体の抗原や量的効果を考慮しなくてもよい抗原には『×』を付記する．

② 量的効果のあるヘテロ接合体の抗原には『/』を付記する．

③『×』が1つ以上付いた抗原に対する抗体は除外できるため，抗原表の抗原名にも『×』を付記する．

量的効果（dosage effect）とは

対立遺伝子のある赤血球抗原において，ホモ接合体の赤血球抗原がヘテロ接合体の赤血球抗原の約2倍量発現することにより，抗原抗体反応の凝集強度に差が出る現象です．消去法でヘテロ接合体の抗原を『/』（保留）とするのは，ヘテロ接合体では抗体との反応が減弱〜陰性となるからです．

消去法の例を**表1**に示します．

抗体同定の手順

抗体の特異性は，パネル赤血球との反応パターンや反応温度，凝集の強さから推定します．特に反応パターンは抗体の特異性を表すため，抗体同定において重要な情報です．反応パターンと一致する血液型抗原が見つからない場合は，「可能性の高い抗体」の推定を留保し，消去法を用いて「否定できない抗体」を推定します．消去法により否定できない抗体が複数存在する場合

表1 消去法の例

【抗原表】

Cell No.	Rh					Kell		Duffy		Kidd		Lewis		MNS				P	Test Results	
	D	C	E	c	e	K	k	Fya	Fyb	Jka	Jkb	Lea	Leb	S	s	M	N	P1	IAT	CC
SC1	+	+	0	0	+	0	+	+	+	0	+	0	0	0	+	0	+	+	0	+
SC2	+	0	+	+	0	0	+	+	0	+	+	0	+	0	+	+	0	+	2+	NT
SC3	0	+	0	+	+	+	+	0	+	+	0	+	0	+	0	+	+	0	0	+

IAT：間接抗グロブリン試験，CC：IgG 感作赤血球，NT：未検査.

【ルール①】 量的効果のあるホモ接合体の抗原や量的効果を考慮しなくてもよい抗原について，『×』を付記する（本表では，量的効果を考慮する抗原は背景をグレーとした）.

Cell No.	Rh					Kell		Duffy		Kidd		Lewis		MNS				P	Test Results	
	D	C	E	c	e	K	k	Fya	Fyb	Jka	Jkb	Lea	Leb	S	s	M	N	P1	IAT	CC
SC1	✕	✕	0	0	✕	0	✕	+	+	0	✕	0	0	0	✕	0	✕	✕	0	+
SC2	+	0	+	+	0	0	+	+	0	+	+	0	+	0	+	+	0	+	2+	NT
SC3	0	+	0	+	✕	✕	✕	0	✕	✕	0	✕	0	✕	0	+	+	0	0	+

IAT で陰性反応を呈した赤血球試薬において発現（＋）している抗原は除外できるので，「＋」の箇所に『×』を付ける．青い「＋」の箇所は量的効果のあるヘテロ接合体の抗原であるため，この段階では印を付けない.

【ルール②】 量的効果のあるヘテロ接合体の抗原には『/』を付記する.

Cell No.	Rh					Kell		Duffy		Kidd		Lewis		MNS				P	Test Results	
	D	C	E	c	e	K	k	Fya	Fyb	Jka	Jkb	Lea	Leb	S	s	M	N	P1	IAT	CC
SC1	✕	✕	0	0	✕	0	✕	/	/	0	✕	0	0	0	✕	0	✕	✕	0	+
SC2	+	0	+	+	0	0	+	+	0	+	+	0	+	0	+	+	0	+	2+	NT
SC3	0	/	0	/	✕	✕	✕	0	/	✕	0	✕	0	✕	0	/	/	0	0	+

先ほど保留にしておいた青い「＋」の箇所に『/』を付ける.

【ルール③】 『×』が 1 つ以上付いた抗原に対する抗体は除外できるため，抗原表の抗原名にも『×』を付記する.

Cell No.	Rh					Kell		Duffy		Kidd		Lewis		MNS				P	Test Results	
	D̸	C̸	E	c	e̸	K̸	k̸	Fya	Fyb̸	Jka̸	Jkb̸	Lea̸	Leb	S̸	s̸	M	N̸	P1̸	IAT	CC
SC1	✕	✕	0	0	✕	0	✕	/	/	0	✕	0	0	0	✕	0	✕	✕	0	+
SC2	+	0	+	+	0	0	+	+	0	+	+	0	+	0	+	+	0	+	2+	NT
SC3	0	/	0	/	✕	✕	✕	0	/	✕	0	✕	0	✕	0	/	/	0	0	+

『×』が 1 つ以上付いた抗原は，抗原名にも『×』を付ける.

⇒ 『×』のついていない E, c, Fya, Leb, M が「否定できない抗体」となる.

は，反応条件の変更や反応性の単純化，酵素または化学処理した赤血球との反応性の確認，推定した複数抗体のうち対応抗原を1つのみ保有するパネル赤血球との反応性の確認などを行い，抗体を絞り込みます．

患者情報の確認
- ・疾患による非特異反応（寒冷凝集素，連銭形成など）
- ・輸血歴，妊娠歴（同種免疫による抗体産生）
- ・患者の血液型抗原検査

輸血歴や妊娠歴がない場合，患者の赤血球抗原に対する不規則抗体は産生されません．

（例）患者がJk（a＋）であれば，抗Jk^{a}は否定できますが，Jk（b－）であれば，抗Jk^{b}は産生可能となります．ただし，3か月以内に輸血歴がある場合は輸血赤血球が混在するため，患者の血液型抗原検査は参考になりません．

追加試験

消去法で否定できない抗体が複数存在する場合は，次の方法を用いて抗体特異性を絞り込みます．

反応条件の変更

検体量を2滴から4滴へ増やし抗体量を増量して検出感度を高めたり，反応温度を変更し（たとえば4℃，20℃，37℃など），どの反応相で検出されるかを確認します．

反応性の単純化

● 酵素法の併用

酵素処理したパネル赤血球を用いることにより，MN抗原，Duffy抗原が減弱または失活し，抗Rhおよび抗Kiddなどの反応が増強されることを利用します．

● 抗体の中和

抗Lewisあるいは抗P1の存在が疑われる場合，患者血漿（血清）にLewisやP1の型物質を添加すると，抗体が中和されます．

● 吸着解離試験

患者血漿（血清）中の特異性が同定されている（既知の）抗体に反応する抗原陽性赤血球を用いて，既知の抗体を赤血球に吸着させます．吸着後遠心した上清には同定されていない抗体が存在します．吸着試験の概要を**図3**に示します．たとえば，否定できない抗体として抗Jk^b，抗Di^{a}が存在し，抗E

図3 複数抗体における吸着試験の概要

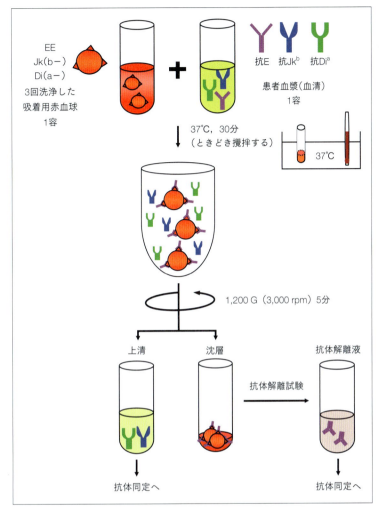

否定できない抗体として抗Jk^b, 抗Di^{a}が存在し, 抗Eは同定されている場合.

は同定されている場合, EE, Jk (b−), Di (a−) の赤血球を用いて患者血漿（血清）中の抗Eを吸着除去し, 同定されていない抗Jk^{b}および抗Di^{a}を上清に残すことができます. 沈層の赤血球はグリシン・塩酸/EDTA解離法により, 解離液を用いて抗体同定へ進むこともできます.

酵素または化学処理した赤血球との反応性の確認

● 酵素処理した赤血球

弱い37℃反応性の抗体（抗Rhおよび抗Kidd）は, 酵素処理赤血球を用いた間接抗グロブリン試験が有用な場合があります.

● 化学処理した赤血球

赤血球を 0.2M DTT（ジチオスレイトール）処理することにより Kell 抗原が失活します．またクロロキン処理することにより，赤血球上の Bg^{a}抗原が減弱します．これらの方法を利用すると，Kell 抗原や Bg^{a}抗原に対する抗体同定や混在する同種抗体の検出に有用な場合があります．

追加パネル赤血球による精査

否定できない抗体が複数存在する場合，そのうちの1つの抗体を消去できる抗原の組み合わせをもつパネル赤血球で精査し，抗体特異性を絞り込む方法があります．この時，量的効果を考慮する抗原はホモ接合体のパネル赤血球を選択します．

追加パネル赤血球の参考例を**表2**に示します．たとえば否定できない抗体として抗 E，抗 Fy^a，抗 Jk^{b}が存在する場合，1の追加パネル赤血球 E−，Fy（a+b−），Jk（a+b+）との反応が陰性であれば抗 Fy^{a}を消去できます．同様に2の追加パネル赤血球 EE，Fy（a−b+），Jk（a+b−）との反応が陰性であれば抗 E を，3の追加パネル赤血球 E−，Fy（a+b+），Jk（a−b+）との反応が陰性であれば抗 Jk^{b}を消去できます．

表2 追加パネル赤血球の例

追加パネル	E	e	Fy^a	Fy^b	Jk^a	Jk^b	パネル赤血球との反応が陰性の場合消去できる抗体
1	0	+	+	0	+	+	抗 Fy^a
2	+	0	0	+	+	0	抗 E
3	0	+	+	+	0	+	抗 Jk^b

否定できない抗体として抗 E，抗 Fy^a，抗 Jk^{b}が存在する場合．

統計計算—Fisher 確率計算法

パネル赤血球を用いた不規則抗体同定や追加試験・追加パネルの結果から推定された抗体を評価するためには，一般的に Fisher 確率計算法（**表3**）が用いられます．

Fisher 確率計算法を用いて 95％の有意水準で「推定される抗体でないこと」が棄却されるためには，不規則抗体に対応する抗原陽性パネル赤血球に3つ以上反応し，かつ抗原陰性パネル赤血球に3つ以上反応しないことを確認します．**表3**の計算例の場合，E 抗原陽性のパネル赤血球3つの反応結果が陽性，E 抗原陰性のパネル赤血球3つの反応結果が陰性，偽陽性数および

表3 Fisher 確率計算法

■ Fisher 確率計算法

反応結果	パネル赤血球		
	抗原（＋）	抗原（－）	Total
陽性	A	B	A+B
陰性	C	D	C+D
Total	A+C	B+D	N

A：抗原（＋）赤血球と反応が陽性の数
B：抗原（－）赤血球と反応が陽性の数
C：抗原（＋）赤血球と反応が陰性の数
D：抗原（－）赤血球と反応が陰性の数

$$p = \frac{(A+B)! \times (C+D)! \times (A+C)! \times (B+D)!}{N! \times A! \times B! \times C! \times D!}$$

■ 計算例

反応結果	パネル赤血球		
	E 抗原（＋）	E 抗原（－）	Total
陽性	3	0	3
陰性	0	3	3
Total	3	3	6

$$p = \frac{3! \times 3! \times 3! \times 3!}{6! \times 3! \times 0! \times 0! \times 3!} = 0.05$$

この不規則抗体は 95％の確率で抗 E である.

偽陰性数は 0 なので p 値は 0.05 となり，この不規則抗体は 95％の確率で抗Eであると推定されます.

　総合評価の結果，同定した抗体の特異性が臨床的意義のある抗体である場合，赤血球輸血には対応抗原陰性血を選択します. さらに，検査室で不規則抗体保有情報を管理し抗原陰性血の確保に努めることや，患者へ輸血関連情報カードまたは不規則抗体カードを発行し他の医療機関での提示をお願いすることは，抗体価が低下し検出感度以下の状態で起こりうる二次免疫応答に伴う DHTR の予防に役立ちます.

IAT 単独で抗体スクリーニングを行う場合

　不規則抗体スクリーニングを間接抗グロブリン試験単独で実施する場合の条件を以下に示します[4].

① 検査実施者について，間接抗グロブリン試験の技能（習熟度）を評価する.
② IgG 感作赤血球を用い，抗ヒトグロブリン試薬の反応性とともに，赤血球の洗浄効果を必ず確認する.
③ 定めた手順に従った時，既知の臨床的意義のある抗体が検出されること

を定期的に確認する.

④ 高感度な方法（反応増強剤を加えた試験管法，カラム凝集法，固相マイクロプレート法など）を用いて間接抗グロブリン試験を実施する.

上記 ①〜④ は，不規則抗体スクリーニング・同定で正しい検査結果を得ることにもつながり，検査実施者の技能（習熟度）の評価や検査試薬・器具・機器における内部および外部精度管理の実施が重要です.

不規則抗体検査の限界

不規則抗体検査ですべての抗体が検出できるわけではないため，以下の点に留意します.

・低頻度抗原（一般に抗原陽性頻度が1%未満）は一般的な抗体スクリーニング用の赤血球試薬には存在しないため，これらの抗原に対する抗体が存在していても検出されることはまれであること（交差適合試験で検出される場合がある）.
・低力価の抗体では対応抗原陽性赤血球と反応しない場合があること.
・赤血球試薬はO型のため，不規則性あるいは母親由来の抗A，抗Bは検出できないこと.
・抗体産生の初期あるいは抗体産生後の時間経過により検出感度以下になった抗体は検出できないこと.

文献/URL

1) Okutsu, M., et al.：Increased detection of clinically significant antibodies and decreased incidence of delayed haemolytic transfusion reaction with the indirect antiglobulin test potentiated by polyethylene glycol compared to albumin：a Japanese study. *Blood Transfus.*, **9** (3)：311-319, 2011.

2) Judd, W. J., et al.：Revisiting the issue：can the reading for serologic reactivity following 37℃ incubation be omitted? *Transfusion*, **39** (3)：295-299, 1999.

3) 日本輸血・細胞治療学会　輸血検査技術講習委員会：輸血のための検査マニュアル Ver. 1.4. https://yuketsu.jstmct.or.jp/wp-content/uploads/2024/09/4e00a6fcc4400515b5d32b2ac2477547.pdf（2025年1月10日アクセス）

4) 日本輸血・細胞治療学会　赤血球型検査ガイドライン小委員会：赤血球型検査（赤血球系検査）ガイドライン（改訂4版）. 日本輸血細胞治療学会誌, **68** (6)：539-556, 2022.

輸血検査 | Q&A

③ 輸血検査の結果に影響する 要因を教えてください

輸血検査の結果に影響を与える要因（輸血歴，
薬剤など）を整理してまとめていただきたいです．

回答者 松浦秀哲（藤田医科大学　医療科学部　准教授/藤田医科大学病院　輸血部）

　輸血検査の結果に影響を与える要因として
さまざまなものが知られています．ABO 血
液型検査の結果に影響を与える要因と影響，
原因，対処法を**表1**に示します[1]．

　また間接抗グロブリン試験に影響を及ぼす
要因として，**分子標的治療薬（ダラツムマブ，
イサツキシマブなど）の使用**があります．ダ
ラツムマブやイサツキシマブは抗 CD38 モノ

表1 ABO 血液型検査に影響を与える要因と対処法

患者情報	検査への影響	原　因	追加確認事項
血液疾患 （白血病，骨髄異形成症候群，Hodgkin リンパ腫）	・オモテ検査の凝集減弱 ・被凝集価の低下	・糖転移酵素活性の低下など	・各種レクチン（抗 A1，抗 H など）との反応性をみる． ・糖転移酵素活性を測定する． ・被凝集価を測定する．
寒冷凝集素症	・オモテ検査の非特異反応 ・ウラ検査の非特異反応	・寒冷凝集素による感作 ・寒冷凝集素による凝集	・検体は37℃以下にならないように保温して搬送する． ・検体は遠心時も37℃以下にならないように保温する． ・オモテ検査用の赤血球浮遊液は，非特異反応がなくなるまで患者赤血球を37℃温生理食塩液で洗浄し調製する． ・ウラ検査の血漿（血清）は患者赤血球と4℃で1時間反応させ，寒冷凝集素を吸着除去する． ・不規則抗体検査も上記と同様に4℃で1時間反応させた吸着上清を用いる．
悪性腫瘍による型物質過剰（卵巣嚢腫，胃癌）	・型物質によるオモテ検査の凝集減弱	・型物質による抗体の中和	・生理食塩液で3回洗浄した患者赤血球浮遊液を用いて再検査する．

表1 ABO 血液型検査に影響を与える要因と対処法（つづき）

患者情報	検査への影響	原　因	追加確認事項
重症感染症（敗血症）	・汎凝集反応 ・acquired B	・細菌の酵素により露出した赤血球膜の潜在抗原（T など）と抗 A や抗 B 試薬の交差反応 ・細菌の酵素により脱アセチル化された修飾抗原と抗 B の交差反応	・現在使用しているモノクローナル抗体試薬では潜在抗原や修飾抗原と交差反応しない（抗体試薬の反応性については添付文書を参照）.
一過性のキメラ状態（ABO 不適合輸血，ABO 不適合造血幹細胞移植）	・オモテ検査の部分凝集 ・ウラ検査の凝集減弱や陰性化	・異型赤血球の混合 ・異型赤血球による抗体消費や移植後の抗体産生能の消失	・輸血や移植の有無について確認する. ・混合赤血球は抗体試薬による分別凝集によって分類し，非凝集赤血球の血液型を再検査する.
抗 A1，抗 B の減弱または欠損（低または無 γ グロブリン血症，新生児，高齢者）	・ウラ検査の凝集減弱	・抗体産生能の低下，消失または未発達	・ウラ検査の反応時間の延長，血漿（血清）の増量を行う. ・免疫グロブリン（特に IgM 型）の濃度を確認する.
低温反応性不規則抗体（抗 M，抗 N，抗 Le^a，抗 Le^b，抗 P1 など）	・ウラ検査の予期せぬ凝集	・不規則抗体による A$_1$ や B 赤血球の凝集	・不規則抗体スクリーニングを実施する. ・生理食塩液法による不規則抗体同定を試みる.
その他（骨髄腫，高分子の血漿増量剤，造影剤，試薬中の添加物と反応する抗体）	・ウラ検査の予期せぬ凝集 ・オモテ検査の予期せぬ凝集	・高 γ グロブリン血症時の連銭形成や薬剤抗体による A$_1$ や B 赤血球の凝集など ・患者赤血球の洗浄が不十分な場合	・連銭形成は生理食塩液の添加（1 滴）または遠心後上清の生理食塩液置換により凝集が消失し，影響を除くことができる. ・薬剤抗体と反応する赤血球試薬中の添加物を除去するためには，生理食塩液で 3 回洗浄した赤血球浮遊液でウラ検査を行う. ・抗体試薬中の添加物（色素など）と反応する抗体を除去するためには，生理食塩液で 3 回洗浄した患者赤血球浮遊液でオモテ検査を行う.

（『輸血のための検査マニュアル Ver. 1.4』[1]をもとに作成）

クローナル治療薬剤であり，骨髄腫などの治療薬として使用されています．CD38 は赤血球膜上にも弱く発現しており，抗 CD38 モノクローナル治療薬剤を投与された患者の被検血漿は，間接抗グロブリン試験（不規則抗体スクリーニングおよび交差適合試験の抗グロブリン試験）において，偽陽性（汎反応）を呈することが知られています．なお，間接抗グロブリン試験における偽陽性反応は，抗 CD38 モノクローナル治療薬剤の投与が中断されたとしても最大 6 か月まで検出されることがあります．対処法としては，検査用赤血

球を DTT（ジチオスレイトール）で処理し，赤血球膜上の CD38 分子を破壊することで偽陽性反応を防ぐことができます．処理の詳細は日本輸血・細胞治療学会のホームページに掲載されていますので，ご参照ください[2]．

文献/URL

1）日本輸血・細胞治療学会 輸血検査技術講習委員会：輸血のための検査マニュアル Ver. 1.4．https://yuketsu.jstmct.or.jp/wp-content/uploads/2024/09/4e00a6fcc4400515b5d32b2ac2477547.pdf（2025 年 1 月 10 日アクセス）

2）日本輸血・細胞治療学会 輸血検査技術講習委員会：多発性骨髄腫治療薬（抗 CD38）による偽陽性反応への対処法．2016．http://yuketsu.jstmct.or.jp/wp-content/uploads/2016/11/dd7eb0fdea7a8a981a237f8dc995f6a4.pdf（2025 年 1 月 10 日アクセス）

輸血検査 | Q&A

④ PEG-IAT における
偽陽性の原因・対策は？

反応増強剤にポリエチレングリコール液（PEG）を用いた間接抗グロブリン試験で偽陽性が出る理由と防ぎ方を教えてください.

回答者 松浦秀哲（藤田医科大学 医療科学部 准教授/藤田医科大学病院 輸血部）

　間接抗グロブリン試験では，反応増強剤としてポリエチレングリコール液（PEG）や低イオン強度溶液（LISS）が利用されています．間接抗グロブリン試験の検査法とその特徴を**表1**にまとめます[1,2].

　PEG は水溶性の直鎖状のポリマーで，赤血球膜表面上に存在する水分子を取り除き，赤血球の周りの空間を増やします．その結果，赤血球に作用する抗体の濃度が高くなって抗体が赤血球に感作しやすくなり，免疫複合体形成を促進させます（立体的排他現象）[3,4].

　PEG は反応増強剤のなかで感度がもっとも高いですが，注意点もあります．一部の自己抗体保有患者では，補体成分が赤血球に結合する場合があります．このような症例では，反応増強剤に PEG を使用し抗補体（C3）を含む抗グロブリン試薬を用いると非特異反応を呈し，偽陽性となります．これを防ぐために，**PEG を用いた間接抗グロブリン試験（PEG-IAT）では，単特異性抗 IgG 試薬を使**用することが推奨されています.

　血漿中のフィブリノゲンや IgG が高値の場合には，PEG 添加によりゲル状の蛋白沈殿物が形成されることがあり，陽性と誤判定される場合があります．また，この沈殿物に残存する IgG 分画によって，添加した抗グロブリン試薬が速やかに中和・消費され，偽陰性の原因となることもあります（**洗浄不良による偽陰性**）．PEG-IAT で陰性を呈した試験管に IgG 感作赤血球を添加しても赤血球が凝集しない場合には，偽陰性を疑い再検査を実施します．このようにフィブリノゲン，IgG，クリオグロブリンなどで PEG 添加後に蛋白沈殿がみられる場合には，LISS を使用した間接抗グロブリン試験や反応増強剤無添加の間接抗グロブリン試験を実施することで，正しい検査結果を導くことができます[5].

　操作に関していえば，**PEG と血漿（血清）検体，赤血球を混和後に遠心操作を行うと，非特異反応を呈する場合があります**．PEG 添

表1 間接抗グロブリン試験の検査法とその特徴

検査法	反応条件	原　理	特徴と注意点
反応増強剤無添加 （Sal-IAT）	37℃ 60分間 （45～90分間）	反応増強剤を使用しない場合，抗原抗体複合体の産生は37℃，60分で最高点に達する．	・一部のIgG型抗体を検出できない場合がある． ・反応増強剤の添加による非特異反応やIgM型抗体の影響が認められる場合，抗体価のモニタリングに用いられる．
ポリエチレングリコール液添加 （PEG-IAT）	37℃ 10～15分間	PEGの脱水作用による抗体濃縮効果（立体的排他現象）によって抗体濃度が高くなり，抗原抗体反応を増強する．	・反応時間を短縮できる． ・検出感度はLISS-IATと同等かそれ以上である． ・非特異反応を避けるため，抗ヒトグロブリン試薬は抗IgG試薬を用いる． ・37℃での反応後，洗浄前の遠心判定は偽陽性の原因となるため厳禁． ・洗浄は十分に行う．PEG-IATでは4回洗浄を推奨（添付文書参照）． ・高蛋白血漿（血清）ではPEG添加により蛋白が沈殿し，洗浄不良による偽陰性が生じる場合がある． ・自己抗体を検出しやすい．
低イオン強度溶液添加 （LISS-IAT）	37℃ 10～15分間	反応溶液中のイオン強度を下げることにより抗原抗体反応を増強する．	・反応時間を短縮できる． ・検出感度はPEG-IATと同等である． ・イオン強度を下げすぎると非特異反応が増加するため，血漿（血清）：LISSの比については試薬の添付文書を遵守する．

（認定輸血検査技師制度協議会カリキュラム委員会 編；2017[1]，日本臨床衛生検査技師会 監修；2016[2]をもとに作成）

加後は37℃で反応させ，引き続き洗浄操作　　　あります[6]．
に移行し，洗浄前の遠心操作は避ける必要が

文献

1）認定輸血検査技師制度協議会カリキュラム委員会 編：スタンダード 輸血検査テキスト 第3版．医歯薬出版，2017．

2）日本臨床衛生検査技師会 監修：輸血・移植検査技術教本 第2版．丸善出版，2023．

3）Wenz, B., et al.：Evaluation of the polyethylene glycol-potentiated indirect antiglobulin test. *Transfusion*, **30**：318-321, 1990.

4）de Man, A. J., et al.：Evaluation of the polyethylene glycol antiglobulin test for detection of red blood cell antibodies. *Vox Sang*., **58**：207-210, 1990.

5）渡部和也，他：ポリエチレングリコール間接抗グロブリン試験（PEG-IAT）における高グロブリン血症による血球凝集 false negative 現象．日本輸血学会雑誌，**48**（4）：342-349，2002．

6）American Association of Blood Banks（AABB）：Technical manual 13th ed.（日本語版）．2002．

PART 02 不規則抗体検査
STEP4. 症例問題で学ぶ 抗体同定の進め方とポイント

森山昌彦（東京都立墨東病院　検査科）

　STEP 4 では，抗体同定までの手順やポイントについて，実例をあげながら解説していきます．問題を解く前に，抗体同定までの過程を復習しましょう．今回使用する抗原表は**表1**と**表2**になります．

表1　本稿で使用する抗原表：抗体スクリーニング

Cell No.	Rh					Kell		Duffy		Kidd		Xg	Lewis		MNS				P	Special Antigen	Test Results		
	D	C	E	c	e	K	k	Fy^a	Fy^b	Jk^a	Jk^b	Xg^a	Le^a	Le^b	M	N	S	s	P1		Sal	PEG IAT	IgG感作赤血球
SC1	+	+	0	0	+	0	+	+	0	+	0	+	0	+	+	0	+	+	+	Di (a+)			
SC2	+	0	+	+	0	+	+	+	+	0	+	+	+	0	0	+	0	+	+				
SC3	0	0	0	+	+	0	+	0	+	+	0	0	0	+	+	+	0	+	0				

表2　本稿で使用する抗原表：抗体同定

Cell No.	Rh					Kell		Duffy		Kidd		Xg	Lewis		MNS				P	Special Antigen	Test Results		
	D	C	E	c	e	K	k	Fy^a	Fy^b	Jk^a	Jk^b	Xg^a	Le^a	Le^b	M	N	S	s	P1		Sal	PEG IAT	IgG感作赤血球
P1	+	+	0	0	+	0	+	+	+	+	0	+	+	0	0	+	0	+	0				
P2	+	+	0	0	+	+	+	0	+	0	+	0	0	+	+	+	0	+	+				
P3	+	0	+	+	0	0	+	0	+	+	+	0	0	+	+	+	+	+	+				
P4	+	0	0	+	+	0	+	0	0	+	0	0	0	0	+	+	+	+	+				
P5	0	0	0	+	+	0	+	+	0	+	0	+	0	0	+	0	+	0	+				
P6	0	0	+	+	+	0	+	+	0	0	+	0	0	+	+	0	0	+	+				
P7	0	0	0	+	+	+	+	+	+	+	+	+	0	+	+	0	+	0	+				
P8	0	0	0	+	+	0	+	+	+	0	+	+	0	+	+	+	+	0	0				
P9	0	0	0	+	+	0	+	+	+	0	+	+	+	0	+	0	+	+	+				
P10	0	0	0	+	+	0	+	0	+	+	0	+	0	+	0	+	+	+	+				
P11	+	+	0	0	+	0	+	0	+	0	+	+	0	+	0	+	0	+	+				
Auto Control																							

チェックポイント！

□「可能性の高い抗体」,「否定できない抗体」の推定手順を確実に押さえておきましょう.「可能性の高い抗体」とは, 陽性反応を呈した赤血球において
　　（1）反応パターンが, 抗原表のいずれか一つの特異性と完全に一致する抗体（単一抗体）
　　（2）異なる検出方法（生理食塩液法, 間接抗グロブリン試験など）で得られた反応パターンが, 抗原表の特異性とそれぞれ完全に一致する抗体（複数抗体）
のことを指します.
「否定できない抗体」とは, 間接抗グロブリン試験で陰性反応を呈した赤血球において, 量的効果を考慮して消去法を行い, 抗原表上, 消去されずに残ったすべての抗原に対する特異性をもつ抗体です.

□不規則抗体スクリーニング（以下, SCR）で陽性になった場合, 間接抗グロブリン試験の結果から消去法を行い,「否定できない抗体」を推定します. 引き続き, SCRで陽性となった検査法で抗体同定を行います. SCRでは自己対照の検査を実施しませんが, 抗体同定検査の際には必ず自己対照（auto control；AC）の検査を実施しましょう.

□抗体同定検査で「可能性の高い抗体」,「否定できない抗体」をそれぞれ推定しますが, これがゴールではありません. その後, 抗体の絞り込みを行い抗体の特異性を決定します（**表3, 4**）.

表3 抗体特異性の絞り込み

患者情報の確認
① 輸血歴・妊娠歴・抗体保有歴・投薬歴
② 当該抗原の有無（患者赤血球の抗原検査）

追加パネル
① 推定される複数の特異性に対し, 抗原を1つのみ保有するパネル赤血球との反応性
② 量的効果が認められる抗原については, ホモ接合体のパネル赤血球を選択

追加試験
① 反応条件の変更（検体量, 反応温度など）
② 反応性の単純化（酵素法の併用, 抗体の中和, 吸着解離試験など）
③ 酵素または化学処理した赤血球との反応性

統計学的評価
① Fisher確率計算法
② Harris & Hochman法
③ Kanter法

□検出された抗体がすべて臨床的意義のある抗体であるとはかぎりません．抗体の特異性から臨床的意義を考慮して赤血球製剤の選択を行う必要があります（**表5**）．

上記のことをふまえて症例問題にチャレンジしてみましょう．

表4 Fisher 確率計算法

反応結果	パネル赤血球		
	抗原（＋）	抗原（－）	Total
陽性	A	B	A+B
陰性	C	D	C+D
Total	A+C	B+D	N

A：抗原（＋）赤血球に認められた陽性反応の数
B：抗原（－）赤血球に認められた陽性反応の数
C：抗原（＋）赤血球に認められた陰性反応の数
D：抗原（－）赤血球に認められた陰性反応の数
N：パネル赤血球の総数

$$p=\frac{(A+B)!\times(C+D)!\times(A+C)!\times(B+D)!}{N!\times A!\times B!\times C!\times D!}$$

表5 不規則抗体の臨床的意義の判断

抗体の特異性	臨床的意義	輸血用血液製剤（赤血球製剤）の選択
Rh	あり	抗原陰性
Duffy	あり	抗原陰性
Kidd	あり	抗原陰性
Diego	あり	抗原陰性
S, s	あり	抗原陰性
Kell	あり	抗原陰性
M, Le[a]（間接抗グロブリン試験*陽性）	あり	抗原陰性
M, Le[a]（間接抗グロブリン試験*陰性）	なし	選択の必要なし
P1, N, Le[b]	なし	選択の必要なし
Xg[a]	なし	選択の必要なし
高頻度抗原に対する抗体 JMH, Knops, Cost, Chido/Rodgers, KANNO	なし	選択の必要なし
Jr[a]	あり	抗原陰性が望ましい
その他高頻度または低頻度抗原に対する抗体	特異性，症例により異なる	輸血認定医，輸血認定技師または専門機関に相談

＊：反応増強剤無添加-間接抗グロブリン試験（37℃，60分）．

（日本輸血・細胞治療学会 赤血球型検査ガイドライン小委員会；2022[1]をもとに作成）

Practice

Case 01 問題

50 歳の女性．胃癌の手術前検査で来院．輸血の可能性を考え，ABO 血液型・RhD 血液型検査，不規則抗体スクリーニングが依頼された．

ABO 血液型・RhD 血液型：A 型 RhD 陽性
輸血歴：なし
妊娠歴：あり

Cell No.	Rh					Kell		Duffy		Kidd		Xg	Lewis		MNS				P	Special Antigen	Test Results		
	D	C	E	c	e	K	k	Fy^a	Fy^b	Jk^a	Jk^b	Xg^a	Le^a	Le^b	M	N	S	s	P1		Sal	PEG IAT	IgG感作赤血球
SC1	+	+	0	0	+	0	+	+	0	+	0	+	0	+	+	0	+	+	+	Di (a+)	0	0	+
SC2	+	0	+	+	0	+	+	+	+	0	+	+	+	0	0	+	0	+	+		0	3+	NT
SC3	0	0	0	+	+	0	+	0	+	+	0	0	+	0	+	+	0	+	0		0	0	+

Cell No.	Rh					Kell		Duffy		Kidd		Xg	Lewis		MNS				P	Special Antigen	Test Results	
	D	C	E	c	e	K	k	Fy^a	Fy^b	Jk^a	Jk^b	Xg^a	Le^a	Le^b	M	N	S	s	P1		PEG IAT	IgG感作赤血球
P1	+	+	0	0	+	0	+	+	+	+	0	+	+	0	0	+	0	+	0		0	+
P2	+	+	0	0	+	+	+	0	+	0	+	0	0	+	+	+	0	+	+		0	+
P3	+	0	+	+	0	0	+	0	+	+	+	+	0	0	+	+	+	+	+		3+	NT
P4	+	0	0	+	+	0	+	0	0	0	+	0	0	0	+	+	+	+	+		0	+
P5	0	0	0	+	+	0	+	+	+	0	+	0	0	+	0	+	0	+	+		0	+
P6	0	0	+	+	+	0	+	+	0	+	0	0	0	+	0	+	0	+	+		2+	NT
P7	0	0	0	+	+	+	+	0	+	+	+	+	+	0	+	0	+	+	+		0	+
P8	0	0	0	+	+	0	+	+	0	+	0	+	0	+	+	+	+	0	0		0	+
P9	0	0	0	+	+	0	+	+	+	0	0	+	+	0	+	0	+	+	+		0	+
P10	0	0	0	+	+	0	+	0	+	0	+	0	+	0	+	0	+	+	+		0	+
P11	+	+	0	0	+	0	+	0	+	0	+	+	+	+	0	+	0	+	0		0	+
Auto Control																					0	+

Practice

Case 01 ｜解説

｜不規則抗体スクリーニング（表6）

　不規則抗体スクリーニング（SCR）は陽性で，ポリエチレングリコール添加-間接抗グロブリン試験（PEG-IAT）でSC2に3＋の凝集が認められました．

　PEG-IATの反応結果から消去法を行い「否定できない抗体」を推定したところ，「否定できない抗体」は抗E，抗K，抗Jk^b，抗N，抗Sでした．

表6 〈Case 01〉不規則抗体スクリーニング

Cell No.	Rh					Kell		Duffy		Kidd		Xg	Lewis		MNS				P	Special Antigen	Test Results		
	D	C	E	c	e	K	k	Fy^a	Fy^b	Jk^a	Jk^b	Xg^a	Le^a	Le^b	M	N	S	s	P1		Sal	PEG IAT	IgG感作赤血球
SC1	+	+	0	0	+	0	+	+	0	+	0	+	0	+	+	0	/	+	+	Di (a+)	0	0	+
SC2	+	0	+	+	0	+	+	+	+	0	+	+	+	0	0	+	0	+	+		0	3+	NT
SC3	0	0	0	+	+	0	0	+	0	0	0	+	0	/	/	0	+	0	+		0	0	+

否定できない抗体：抗E，抗K，抗Jk^b，抗N，抗S.

｜パネル赤血球による不規則抗体同定検査（表7）

　「可能性の高い抗体」として，反応パターンに一致する抗原を探します．反応パターンが一致する抗原はEであったため，「可能性の高い抗体」は抗Eとなります．

　引き続きPEG-IATの反応結果から消去法を行い，「否定できない抗体」を推定します．「否定できない抗体」は「なし」となりました．

表7 〈Case 01〉パネル赤血球による不規則抗体同定検査

Cell No.	Rh D	C	E	c	e	Kell K	k	Duffy Fyª	Fyᵇ	Kidd Jkª	Jkᵇ	Xg Xgª	Lewis Leª	Leᵇ	MNS M	N	S	s	P P1	Special Antigen	Test PEG IAT	Results IgG感作赤血球
P1	✗	✗	0	0	✗	0	✗	✗	✗	✗	0	✗	0	0	✗	0	✗	0	✗		0	+
P2	✗	✗	0	0	✗	0	✗	0	✗	0	✗	0	0	✗	✗	✗	0	✗	✗		0	+
P3	+	0	+	+	0	0	+	0	+	+	+	+	0	0	+	+	+	+	+		3+	NT
P4	✗	0	0	✗	✗	0	✗	0	0	✗	✗	✗	✗	✗	✗	✗	✗	✗	✗		0	+
P5	0	0	0	✗	✗	✗	✗	✗	0	✗	0	✗	✗	0	✗	0	✗	0	✗		0	+
P6	0	0	+	+	+	0	+	+	0	+	0	+	0	+	+	0	0	+	+		2+	NT
P7	0	0	0	✗	✗	✗	0	✗	0	✗	✗	0	✗	✗	✗	0	✗	✗	✗		0	+
P8	0	0	0	✗	✗	✗	0	✗	0	✗	✗	✗	✗	✗	✗	0	0	✗			0	+
P9	0	0	0	✗	✗	0	0	✗	0	0	0	✗	✗	0	✗	0	✗	✗			0	+
P10	0	0	0	✗	✗	✗	0	0	0	✗	✗	✗	0	0	✗	0	✗	✗	✗		0	+
P11	✗	✗	0	0	✗	✗	0	✗	0	0	✗	✗	0	✗	✗	0	✗	0	✗		0	+
Auto Control																					0	+

可能性の高い抗体：抗E，否定できない抗体：なし.

SCR結果とパネル赤血球の結果を合わせて考えると，「可能性の高い抗体」は抗E，「否定できない抗体」は「なし」になります（**表8**）.

表8 〈Case 01〉推定された抗体の総合的判断

	抗体スクリーニング	抗体同定	結果
可能性の高い抗体	—	抗E	抗E
否定できない抗体	抗E, ~~抗K, 抗Jkᵇ, 抗N, 抗S~~	なし	なし

└ パネル赤血球による抗体同定で否定

ここでゴールではありません．続いて抗体の特異性について絞り込みを行いましょう.

Practice

抗体特異性の絞込み

患者赤血球の抗原検査

当該抗原の有無を確認するため，患者赤血球の抗原検査を行います．

自身が保有していない抗原が体内に入ってきた時に，免疫反応として抗体を産生します．「可能性の高い抗体」を証明するためには，患者赤血球抗原を検査し，当該抗原が陰性であることを確認する必要があります．

本症例では抗Eを保有しているので，患者赤血球上のE抗原が陰性であることを証明することが必要です．検査を行ったところ，患者赤血球上にE抗原は存在しませんでした．

統計学的評価（表9）

抗体同定検査で得られた抗体の特異性が，偽陽性や偽陰性反応によって偶発的に得られた可能性はゼロではありません．そこで統計学的評価を行い，得られた特異性が真の特異性であることを証明する必要があります．

表9 〈Case 01〉Fisher 確率計算法

反応結果	パネル赤血球		
	抗原（＋）	抗原（－）	Total
陽性	3	0	3
陰性	0	11	11
Total	3	11	14

抗E：$p=0.003$.

統計学的評価でよく用いられるのがFisher 確率計算法です（表4）．抗体スクリーニング，抗体同定検査で得られた反応結果をFisher 確率計算式に代入して，同定された抗体の特異性について確率を算出します．その確率が$p<0.05$であれば，同定された抗体の特異性が偶発的に得られたのではなく，真の特異性である可能性が高いと判断できます．統計上，少なくとも陽性および陰性の抗原がそれぞれ3つ以上含まれることが条件です．

本症例についてFisher 確率計算法を行うと，抗Eは$p=0.003$で<0.05となるため，真の特異性である可能性は高いと判断できます．

検出された抗体の臨床的意義

　抗Eは溶血性輸血反応の原因となる抗体であり，臨床的意義のある抗体です．輸血が必要な際には，E抗原陰性の赤血球を輸血する必要があります．

　日本人におけるE抗原陰性の頻度は50％です．臨床的意義のある抗体であり赤血球製剤を選択する必要があることや，赤血球製剤の準備に時間を要することなどを担当医へ報告する必要があります．

本症例のポイント

☑ 「可能性の高い抗体」と「否定できない抗体」を正しく推定しましょう．

☑ 赤血球の主要抗原については，日本人の適合頻度を覚えておくと赤血球選択の際に役立ちます（→p.79）.

☑ 日本赤十字社の赤血球抗原情報検索システムを使用すれば，院内にある在庫赤血球製剤から抗原陰性血を見つけることができます．

Practice

Case 02　問題

75歳の男性．2日後の大動脈弁置換手術目的で入院．手術時の準備として赤血球液-LR製剤10単位の依頼があり，ABO血液型・RhD血液型検査，不規則抗体スクリーニングを実施した．

ABO血液型・RhD血液型：O型 RhD陽性
輸血歴：不明

Cell No.	Rh					Kell		Duffy		Kidd		Xg	Lewis		MNS				P	Special Antigen	Test Results		
	D	C	E	c	e	K	k	Fy^a	Fy^b	Jk^a	Jk^b	Xg^a	Le^a	Le^b	M	N	S	s	P1		Sal	PEG IAT	IgG感作赤血球
SC1	+	+	0	0	+	0	+	+	0	+	0	+	0	+	+	0	+	+	+	Di (a+)	0	3+	NT
SC2	+	0	+	+	0	+	+	+	+	0	+	+	+	0	0	+	0	+	+		0	0	+
SC3	0	0	0	+	+	0	+	0	+	+	0	0	+	0	+	+	0	+	0		0	0	+

Cell No.	Rh					Kell		Duffy		Kidd		Xg	Lewis		MNS				P	Special Antigen	Test Results	
	D	C	E	c	e	K	k	Fy^a	Fy^b	Jk^a	Jk^b	Xg^a	Le^a	Le^b	M	N	S	s	P1		PEG IAT	IgG感作赤血球
P1	+	+	0	0	+	0	+	+	+	+	0	+	+	0	0	+	0	+	0		0	+
P2	+	+	0	0	+	+	+	0	+	0	+	0	0	+	+	+	0	+	+		0	+
P3	+	0	+	+	0	0	+	+	0	+	+	+	0	0	+	+	+	+	+		0	+
P4	+	0	0	+	+	0	+	0	0	+	0	0	0	0	+	+	+	+	+		0	+
P5	0	0	0	+	+	0	+	+	0	0	+	+	0	+	+	0	0	+	0		0	+
P6	0	0	+	+	+	0	+	+	0	0	+	0	0	+	+	0	0	+	+		0	+
P7	0	0	0	+	+	+	+	0	+	+	+	0	+	+	0	+	0	+	+		0	+
P8	0	0	0	+	+	0	+	+	+	+	0	0	+	0	+	+	+	0	0		0	+
P9	0	0	0	+	+	0	+	+	0	0	+	0	+	0	+	0	+	+	+		0	+
P10	0	0	0	+	+	0	+	+	0	+	+	0	0	+	+	0	+	+	+		0	+
P11	+	+	0	0	+	0	+	0	+	0	+	+	+	+	0	+	0	+	0		0	+
Auto Control																					0	+

Case 02 解説

不規則抗体スクリーニング（表10）

不規則抗体スクリーニング（SCR）は陽性で，PEG-IATでSC1に3+の凝集が認められました．

PEG-IATの反応結果から消去法を行い「否定できない抗体」を推定したところ，「否定できない抗体」は抗C，抗Fy^a，抗Le^b，抗M，抗S，抗Di^aでした．

表10 〈Case 02〉不規則抗体スクリーニング

Cell No.	Rh					Kell		Duffy		Kidd		Xg	Lewis		MNS				P	Special Antigen	Test Results		
	D	C	E	c	e	K	k	Fy^a	Fy^b	Jk^a	Jk^b	Xg^a	Le^a	Le^b	M	N	S	s	P1		Sal	PEG IAT	IgG感作赤血球
SC1	+	+	0	0	+	0	+	+	0	+	0	+	0	+	+	0	+	+	+	Di (a+)	0	3+	NT
SC2		0			0					0				0	0	0					0	0	+
SC3	0	0	0			0	+	0			0	0	0	0			0		0		0	0	+

否定できない抗体：抗C，抗Fy^a，抗Le^b，抗M，抗S，抗Di^a．

パネル赤血球による不規則抗体同定検査（表11）

PEG-IATでパネル赤血球による不規則抗体同定検査を実施しましたが，結果はすべて陰性でした．したがって，「可能性の高い抗体」も「否定できない抗体」も「なし」となります．

Practice

表11 〈Case 02〉パネル赤血球による不規則抗体同定検査

Cell No.	Rh					Kell		Duffy		Kidd		Xg	Lewis		MNS				P	Special Antigen	Test Results	
	D	C	E	c	e	K	k	Fyᵃ	Fyᵇ	Jkᵃ	Jkᵇ	Xgᵃ	Leᵃ	Leᵇ	M	N	S	s	P1		PEG IAT	IgG感作赤血球
P1	+	+	0	0	+	0	+	+	+	+	0	+	+	0	0	+	0	+	0		0	+
P2	+	+	0	0	+	+	+	0	+	0	+	0	0	+	+	+	0	+	+		0	+
P3	+	0	+	+	0	0	+	0	+	+	0	+	0	+	+	+	+	+	+		0	+
P4	+	0	0	+	+	0	+	0	0	0	+	0	0	+	+	+	+	+	+		0	+
P5	0	0	0	+	+	0	+	+	+	0	+	0	0	+	+	0	+	0	+		0	+
P6	0	0	+	+	0	0	+	0	+	0	+	0	0	+	+	0	0	+	+		0	+
P7	0	0	0	+	+	+	+	0	+	+	+	+	+	0	+	+	0	+	+		0	+
P8	0	0	0	+	+	0	+	+	+	+	+	0	+	0	+	+	0	0	0		0	+
P9	0	0	0	+	+	0	+	+	0	0	+	0	+	0	+	0	+	+	+		0	+
P10	0	0	0	+	+	0	+	+	+	0	+	0	0	+	+	0	+	+	+		0	+
P11	+	+	0	0	+	0	+	0	+	0	+	+	+	0	+	0	+	0	+		0	+
Auto Control																					0	+

可能性の高い抗体：なし，否定できない抗体：なし．

　　SCR結果とパネル赤血球の結果を合わせて考えると，「可能性の高い抗体」は「なし」，「否定できない抗体」は抗 Diᵃになります（**表12**）．

表12 〈Case 02〉推定された抗体の総合的判断

	抗体スクリーニング	抗体同定	結果
可能性の高い抗体	―	なし	なし
否定できない抗体	~~抗C，抗Fyᵃ，抗Leᵇ，抗M，抗S，~~抗Diᵃ	なし	抗Diᵃ

└─パネル赤血球による抗体同定で否定

　　本症例では「否定できない抗体」として抗 Diᵃのみが残りました．次に，抗体の特異性について絞り込みを行います．

抗体特異性の絞込み

患者赤血球の抗原検査

　当該抗原の有無を確認するため，患者赤血球の抗原検査を行います．本症例では抗 Di^a を証明したいので，患者赤血球上の Di^a 抗原が陰性であることを確認することが必要です．検査を行ったところ，患者赤血球上に Di^a 抗原は存在しませんでした．

統計学的評価（表13）

　Fisher 確率計算法を行うと，抗 Di^a は $p=0.071$ で <0.05 とならないため，真の特異性であるとはいえません．

表13　〈Case 02〉Fisher 確率計算法

反応結果	パネル赤血球		
	抗原（＋）	抗原（－）	Total
陽性	1	0	1
陰性	0	13	13
Total	1	13	14

抗 Di^a：$p=0.071$．

追加パネル

　そこで，さらに追加パネル検査を実施して特異性の絞り込みを行います（表14）．Di^a 陽性赤血球試薬を3本用意し，PEG-IAT での反応を確認します．追加パネルがすべて陽性であれば，抗 Di^a は $p=0.01$ で <0.05 となり，真の特異性である可能性が高いと判断できます．

表14　〈Case 02〉追加パネル

Lot.	Special Antigen	Test Results		反応結果	パネル赤血球		
		PEG IAT	IgG 感作赤血球		抗原（＋）	抗原（－）	Total
DIA01	Di（a＋）	3＋	NT	陽性	4	0	4
DIA03	Di（a＋）	3＋	NT	陰性	0	13	13
DIA06	Di（a＋）	3＋	NT	Total	4	13	17

抗 Di^a：$p=0.01$．

Practice

| 検出された抗体の臨床的意義

　抗 Di^a は溶血性輸血反応の原因となる抗体であり，臨床的意義のある抗体です．輸血の際には Di^a 抗原陰性の赤血球を準備する必要があります．日本人における Di^a 抗原陰性の頻度は 90％です．

本症例のポイント

☑ パネル赤血球には通常 Di^a 抗原が含まれていません．パネル赤血球の反応だけで判断すると抗 Di^a を見逃してしまう可能性があります．必ず不規則抗体スクリーニングの結果と合わせて判断することが重要です．

☑ 抗 Di^a は臨床的意義のある抗体であり赤血球製剤を選択する必要があることや，赤血球製剤の準備に時間を要することなどを担当医へ報告する必要があります．

Practice

Case 03 問題

12 歳の男性．呼吸困難を主訴に入院．入院時検査として ABO 血液型・RhD 血液型検査，不規則抗体スクリーニングが依頼された．

ABO 血液型：オモテ検査 B 型，ウラ検査 O 型（オモテ・ウラ不一致）

RhD 血液型：RhD 陽性

輸血歴：なし

Cell No.	Rh					Kell		Duffy		Kidd		Xg	Lewis		MNS				P	Special Antigen	Test Results		
	D	C	E	c	e	K	k	Fya	Fyb	Jka	Jkb	Xga	Lea	Leb	M	N	S	s	P1		Sal	PEG IAT	IgG感作赤血球
SC1	+	+	0	0	+	0	+	+	0	+	0	+	0	+	+	0	+	+	+	Di (a+)	3+	0	+
SC2	+	0	+	+	0	+	+	+	+	0	+	+	+	0	0	+	0	+	+		0	0	+
SC3	0	0	0	+	+	0	+	0	+	+	0	0	+	0	+	+	0	+	0		2+	0	+

Cell No.	Rh					Kell		Duffy		Kidd		Xg	Lewis		MNS				P	Special Antigen	Test Results
	D	C	E	c	e	K	k	Fya	Fyb	Jka	Jkb	Xga	Lea	Leb	M	N	S	s	P1		Sal
P1	+	+	0	0	+	0	+	+	+	0	+	+	+	0	0	+	0	+	0		0
P2	+	+	0	0	+	+	+	+	0	+	0	+	0	0	+	+	+	0	+		2+
P3	+	0	+	+	0	0	+	+	0	+	0	+	0	0	+	+	+	+	+		2+
P4	+	0	0	+	0	0	+	0	0	+	0	0	0	0	+	+	+	+	+		2+
P5	0	0	0	+	+	0	+	+	0	+	+	0	0	+	+	0	+	0	+		3+
P6	0	0	+	+	+	0	+	+	0	+	+	0	0	+	+	0	0	+	+		3+
P7	0	0	0	+	+	+	+	0	+	+	+	+	0	+	+	0	+	0	+		2+
P8	0	0	0	+	+	0	+	+	0	+	0	+	0	+	+	+	+	+	0		2+
P9	0	0	0	+	+	0	+	+	0	+	0	+	+	+	0	+	0	+	+		3+
P10	0	0	0	+	+	0	+	0	+	+	0	+	0	+	+	0	+	+	+		0
P11	+	+	0	0	+	0	+	0	+	0	+	+	+	+	0	+	0	+	0		3+
Auto Control																					0

Practice

Case 03 　解説

不規則抗体スクリーニング（表15）

　不規則抗体スクリーニング（SCR）で生理食塩液法（以下，Sal）のSC1に3＋，SC3に2＋の凝集が認められました．反応パターンが一致した抗原を示します．

表15　〈Case 03〉不規則抗体スクリーニング

Cell No.	Rh					Kell		Duffy		Kidd		Xg	Lewis		MNS				P	Special Antigen	Test Results		
	D	C	E	c	e	K	k	Fyᵃ	Fyᵇ	Jkᵃ	Jkᵇ	Xgᵃ	Leᵃ	Leᵇ	M	N	S	s	P1		Sal	PEG IAT	IgG感作赤血球
SC1	+	+	0	0	+	0	+	+	0	+	0	+	0	+	+	0	+	+	+	Di(a+)	3+	0	+
SC2	+	0	+	+	0	+	+	+	+	0	+	+	+	0	0	+	0	+	+		0	0	+
SC3	0	0	0	+	+	0	+	0	+	+	0	0	+	0	+	+	0	+	0		2+	0	+

パネル赤血球による不規則抗体同定検査（表16）

　Salで反応パターンが一致する抗原はMのため，「可能性の高い抗体」は抗Mとなります．Salでのみ陽性の場合は臨床的意義の乏しい抗体が多いため，あえて消去法まで行って抗体の特異性を決定することはしません．

表16 〈Case 03〉パネル赤血球による不規則抗体同定検査

Cell No.	Rh					Kell		Duffy		Kidd		Xg	Lewis		MNS				P	Special Antigen	Test Results
	D	C	E	c	e	K	k	Fy^a	Fy^b	Jk^a	Jk^b	Xg^a	Le^a	Le^b	M	N	S	s	P1		Sal
P1	+	+	0	0	+	0	+	+	+	+	0	+	+	0	0	+	0	+	0		0
P2	+	+	0	0	+	+	+	0	+	0	+	0	0	+	+	+	0	+	+		2+
P3	+	0	+	+	0	0	+	0	+	+	+	+	0	0	+	+	+	+	+		2+
P4	+	0	0	+	0	0	+	0	0	+	0	+	0	0	+	+	+	+	+		2+
P5	0	0	0	+	+	0	+	+	+	0	+	+	0	+	+	0	+	0	+		3+
P6	0	0	+	+	+	0	+	+	0	+	+	0	0	0	+	0	0	+	+		3+
P7	0	0	0	+	+	+	+	0	+	+	+	+	+	0	+	+	0	+	+		2+
P8	0	0	0	+	+	0	+	0	+	+	0	+	0	+	+	+	+	0	0		2+
P9	0	0	0	+	+	0	+	+	0	0	+	+	0	0	0	+	+	+	+		3+
P10	0	0	0	+	+	0	+	0	+	+	0	0	0	+	0	+	+	+	+		0
P11	+	+	0	0	+	0	+	0	+	0	+	+	+	0	+	0	+	0	+		3+
Auto Control																					0

可能性の高い抗体：抗 M.

抗体特異性の絞込み

患者赤血球の抗原検査

　当該抗原の有無を確認するため患者赤血球の抗原検査を行います．本症例では抗 M を証明したいので，患者赤血球上の M 抗原が陰性であることを確認することが必要です．検査を行ったところ，患者赤血球上に M 抗原は存在しませんでした．

統計学的評価（表17）

　Fisher 確率計算法を行うと，抗 M は $p = 0.018$ で＜0.05 となるため，真の特異性である可能性は高いと判断できます．本症例では患者赤血球上に M 抗原が存在しないので，抗 M となります．

Practice

表17 〈Case 03〉Fisher 確率計算法

反応結果	パネル赤血球		
	抗原（＋）	抗原（－）	Total
陽性	9	0	9
陰性	0	2	2
Total	9	2	11

抗 M：$p=0.018$.

検出された抗体の臨床的意義（表5）

　今回検出された抗 M は間接抗グロブリン試験で陰性であるため，臨床的意義はありません．したがって，赤血球製剤の因子（M 抗原）の選択は不要です．

　本症例は，ABO 血液型検査でオモテ・ウラ不一致でした．この場合，抗 M が不一致の原因である可能性が高いです．抗 M の影響を受けずにウラ検査を実施する必要があります．M 抗原陰性の A_1 型赤血球，B 型赤血球を用いてウラ検査を行うことで，ABO 血液型のウラ検査を適切に判定することができます．ウラ検査での予期せぬ反応を解決するために，Sal で抗体同定を行うことは有用です．

本症例のポイント

☑ Sal のみで反応する不規則抗体は臨床的意義がなく，赤血球製剤の選択は不要です．

☑ ウラ検査での予期せぬ反応を解決するために，Sal で抗体同定を行うことは有用です．

Practice

Case 04 問題

32 歳の女性．妊婦検診目的で依頼があり，ABO 血液型・RhD 血液型検査，不規則抗体スクリーニングを実施した．

ABO 血液型・RhD 血液型：AB 型 RhD 陽性
輸血歴：なし
妊娠歴：あり

Cell No.	Rh					Kell		Duffy		Kidd		Xg	Lewis		MNS				P	Special Antigen	Test Results		
	D	C	E	c	e	K	k	Fy^a	Fy^b	Jk^a	Jk^b	Xg^a	Le^a	Le^b	M	N	S	s	P1		Sal	PEG IAT	IgG 感作赤血球
SC1	+	+	0	0	+	0	+	+	0	+	0	+	0	+	+	0	+	+	+	Di (a+)	0	0	+
SC2	+	0	+	+	0	+	+	+	+	0	+	+	+	0	0	+	0	+	+		3+	1+	NT
SC3	0	0	0	+	+	0	+	0	+	+	0	0	+	0	+	+	0	+	0		3+	1+	NT

Cell No.	Rh					Kell		Duffy		Kidd		Xg	Lewis		MNS				P	Special Antigen	Test Results		
	D	C	E	c	e	K	k	Fy^a	Fy^b	Jk^a	Jk^b	Xg^a	Le^a	Le^b	M	N	S	s	P1		Sal	PEG IAT	IgG 感作赤血球
P1	+	+	0	0	+	0	+	+	+	+	0	+	+	0	0	+	0	+	0		3+	1+	NT
P2	+	+	0	0	+	+	+	+	0	+	0	+	0	0	+	+	0	+	+		0	0	+
P3	+	0	+	+	0	0	+	+	+	+	+	+	0	+	+	+	+	+	+		0	0	+
P4	+	0	0	+	+	0	+	+	0	0	0	0	0	0	+	+	+	+	+		0	0	+
P5	0	0	0	+	+	0	+	+	+	+	0	+	0	+	+	0	+	0	+		0	0	+
P6	0	0	+	+	+	0	+	+	0	+	0	+	0	+	+	0	0	+	+		0	0	+
P7	0	0	0	+	+	+	+	0	+	+	+	+	0	+	0	+	0	+	+		3+	1+	NT
P8	0	0	0	+	+	0	+	+	0	0	+	0	0	+	+	+	0	0	0		0	0	+
P9	0	0	0	+	+	0	+	+	0	+	+	+	0	+	0	+	+	+	+		3+	1+	NT
P10	0	0	0	+	+	0	+	0	+	+	0	+	0	+	0	+	+	+	+		0	0	+
P11	+	+	0	0	+	0	+	+	0	+	0	+	+	0	+	0	+	0	+		3+	1+	NT
Auto Control																					0	0	+

Practice

Case 04 　解説

不規則抗体スクリーニング（表18）

　不規則抗体スクリーニング（SCR）は Sal と PEG-IAT で SC2，SC3 に凝集が認められました．PEG-IAT の反応結果で消去法を行い「否定できない抗体」を推定したところ，「否定できない抗体」は抗 E，抗 c，抗 K，抗 Fy^b，抗 Jk^b，抗 Le^a，抗 N，抗 S，抗 s となりました．

表18　〈Case 04〉不規則抗体スクリーニング

Cell No.	Rh					Kell		Duffy		Kidd		Xg	Lewis		MNS				P	Special Antigen	Test Results		
	D	C	E	c	e	K	k	Fy^a	Fy^b	Jk^a	Jk^b	Xg^a	Le^a	Le^b	M	N	S	s	P1		Sal	PEG IAT	IgG感作赤血球
SC1	*	*	0	0	*	0	*	*	0	*	0	*	0	*	*	0	+	+	*	Di (a+)	0	0	+
SC2	+	0	+	+	0	+	+	+	+	0	+	+	+	0	0	+	0	+	+		3+	1+	NT
SC3	0	0	0	+	+	0	+	0	+	+	0	0	+	0	+	+	0	+	0		3+	1+	NT

否定できない抗体：抗 E，抗 c，抗 K，抗 Fy^b，抗 Jk^b，抗 Le^a，抗 N，抗 S，抗 s.

パネル赤血球による不規則抗体同定検査（表19）

　Sal で反応パターンが一致する抗原は Le^{a}抗原，PEG-IAT で反応パターンが一致する抗原も同様に Le^{a}抗原であったため，「可能性の高い抗体」は抗 Le^{a}となります．

　次に PEG-IAT の結果で消去法を行い「否定できない抗体」を推定すると，「否定できない抗体」は「なし」になりました．

表19 〈Case 04〉パネル赤血球による不規則抗体同定検査

Cell No.	Rh					Kell		Duffy		Kidd		Xg	Lewis		MNS				P	Special Antigen	Test Results		
	D	C	E	c	e	K	k	Fy^a	Fy^b	Jk^a	Jk^b	Xg^a	Le^a	Le^b	M	N	S	s	P1		Sal	PEG IAT	IgG感作赤血球
P1	+	+	0	0	+	0	+	+	+	+	0	+	+	0	0	+	0	+	0		3+	1+	NT
P2	+	+	0	0	+	+	0	0	+	0	+	0	0	+	+	+	0	+	+		0	0	+
P3	+	0	+	+	0	0	+	0	+	+	+	0	0	+	+	+	+	+	+		0	0	+
P4	+	0	+	+	0	0	+	0	0	0	+	0	0	+	0	+	+	+	+		0	0	+
P5	0	0	0	+	0	0	+	+	0	+	0	+	0	+	0	+	0	+	+		0	0	+
P6	0	0	0	+	0	0	+	+	0	+	0	+	0	+	+	0	0	+	+		0	0	+
P7	0	0	0	+	+	+	+	0	+	+	+	+	+	0	+	+	0	+	+		3+	1+	NT
P8	0	0	0	+	+	0	+	0	+	0	+	+	0	+	+	+	0	+	0		0	0	+
P9	0	0	0	+	+	0	+	+	0	0	+	+	+	0	+	0	+	+	+		3+	1+	NT
P10	0	0	0	+	+	0	+	0	+	0	+	0	0	+	0	+	+	+	+		0	0	+
P11	+	+	0	0	+	0	+	0	+	0	+	+	0	+	0	+	0	+	0		3+	1+	NT
Auto Control																					0	0	+

可能性の高い抗体：抗 Le^a，否定できない抗体：なし．

SCR結果とパネル赤血球の結果を合わせて考えると，「可能性の高い抗体」は抗 Le^a，「否定できない抗体」は「なし」になります（表20）.

表20 〈Case 04〉推定された抗体の総合的判断

	抗体スクリーニング	抗体同定	結果
可能性の高い抗体	—	抗 Le^a	抗 Le^a
否定できない抗体	抗E, 抗c, 抗K, 抗Fy^b, 抗Jk^b, 抗Le^a, 抗N, 抗S, 抗s	なし	なし

└ パネル赤血球による抗体同定で否定

Practice

抗体特異性の絞込み

患者赤血球の抗原検査

　当該抗原の有無を確認するため患者赤血球の抗原検査を行います．本症例では抗 Le^a を証明したいので，患者赤血球上の Lewis 抗原が陰性であることを確認することが必要です．検査を行ったところ，患者赤血球上に Le^a 抗原および Le^b 抗原は存在しませんでした．

統計学的評価（表 21）

　Fisher 確率計算法を行うと，抗 Le^a は $p=0.003$ で <0.05 となるため，真の特異性である可能性は高いと判断できます．

表 21　〈Case 04〉Fisher 確率計算法

反応結果	パネル赤血球		
	抗原（＋）	抗原（－）	Total
陽性	4	0	4
陰性	0	7	7
Total	4	7	11

抗 Le^a：$p=0.003$.

検出された抗体の臨床的意義

　今回検出された抗 Le^a は PEG-IAT で陽性を示しています．この抗体は臨床的意義があるでしょうか．赤血球製剤の抗原因子の選択が必要でしょうか．

　表 5 の抗 Le^a を確認すると，間接抗グロブリン試験の反応によって，赤血球製剤の選択の必要性が変わってきます．この場合の間接抗グロブリン試験は「反応増強剤無添加の間接抗グロブリン試験」を示しています．今回検出された抗 Le^a は PEG-IAT で「陽性」を示していますので，追加検査として反応増強剤無添加の間接抗グロブリン試験を実施する必要があります．

追加検査で実施した反応増強剤無添加–間接抗グロブリン試験の結果は「陰性」でした（**表 22**）．したがって，赤血球製剤の Le^{a}抗原の選択は不要となります．

表22　〈Case 04〉追加検査

Cell No.	Rh					Kell		Duffy		Kidd		Xg	Lewis		MNS				P	Special Antigen	Test Results	
	D	C	E	c	e	K	k	Fy^a	Fy^b	Jk^a	Jk^b	Xg^a	Le^a	Le^b	M	N	S	s	P1		反応増強剤無添加–間接抗グロブリン試験	IgG感作赤血球
SC1	+	+	0	0	+	0	+	+	0	+	0	+	0	+	+	0	+	+	+	Di (a+)	0	+
SC2	+	0	+	+	0	+	+	+	+	0	+	+	+	0	0	+	0	+	+		0	+
SC3	0	0	0	+	+	0	+	0	+	+	0	0	+	0	+	+	0	+	0		0	+

反応増強剤無添加–間接抗グロブリン試験：陰性．

　胎児・新生児の赤血球表面上にはLewis抗原が発現していないため，抗Le^{a}による胎児・新生児溶血性疾患（hemolytic disease of the fetus and newborn；HDFN）は起こさないといわれています．抗体は検出されましたが，HDFNや溶血性輸血反応に関与しないことから，赤血球製剤の選択は不要であることを担当医に説明する必要があります．

本症例のポイント

☑ 抗 Le^{a}や抗 M では，PEG-IAT で陽性であっても，反応増強剤無添加の間接抗グロブリン試験で陰性であれば，赤血球製剤の抗原因子の選択は必要ありません．

☑ 抗体の特異性をよく理解して追加検査を実施しましょう．

Practice

Case 05 問題

63 歳の女性．大腿骨頸部骨折手術目的で入院．入院時検査として ABO 血液型・RhD 血液型検査，不規則抗体スクリーニングが依頼された．

ABO 血液型・RhD 血液型：A 型 RhD 陽性
輸血歴：不明
妊娠歴：あり

Cell No.	Rh					Kell		Duffy		Kidd		Xg	Lewis		MNS				P	Special Antigen	Test Results		
	D	C	E	c	e	K	k	Fy^a	Fy^b	Jk^a	Jk^b	Xg^a	Le^a	Le^b	M	N	S	s	P1		Sal	PEG IAT	IgG感作赤血球
SC1	+	+	0	0	+	0	+	+	0	+	0	+	0	+	+	0	+	+	+	Di (a+)	0	1+	NT
SC2	+	0	+	+	0	+	+	+	+	0	+	+	+	0	0	+	0	+	+		0	1+	NT
SC3	0	0	0	+	+	0	+	0	+	+	0	0	+	0	+	+	0	+	0		0	1+	NT

Cell No.	Rh					Kell		Duffy		Kidd		Xg	Lewis		MNS				P	Special Antigen	Test Results	
	D	C	E	c	e	K	k	Fy^a	Fy^b	Jk^a	Jk^b	Xg^a	Le^a	Le^b	M	N	S	s	P1		PEG IAT	IgG感作赤血球
P1	+	+	0	0	+	0	+	+	+	+	0	+	+	0	0	+	0	+	0		1+	NT
P2	+	+	0	0	+	+	+	+	0	+	0	+	0	0	+	+	0	+	+		1+	NT
P3	+	0	+	+	0	0	+	+	0	+	+	+	0	0	+	+	+	+	+		1+	NT
P4	+	0	0	+	+	0	+	+	0	0	+	0	0	0	+	+	+	+	+		1+	NT
P5	0	0	0	+	+	0	+	+	+	+	0	+	0	+	+	0	+	0	+		1+	NT
P6	0	0	+	+	+	0	+	+	0	+	+	0	0	+	+	0	0	+	+		1+	NT
P7	0	0	0	+	+	+	+	0	+	+	+	+	+	0	+	+	0	+	+		1+	NT
P8	0	0	0	+	+	+	0	+	+	+	0	+	+	0	+	+	+	0	0		1+	NT
P9	0	0	0	+	+	0	+	+	0	0	+	+	+	0	+	0	+	+	+		1+	NT
P10	0	0	0	+	+	0	+	0	+	+	0	+	0	+	0	+	+	+	+		1+	NT
P11	+	+	0	0	+	0	+	0	+	0	+	+	+	0	+	0	+	0	+		1+	NT
Auto Control																					0	+

Case 05 解説

| 不規則抗体スクリーニング（表 23）

　不規則抗体スクリーニング（SCR）は陽性で，PEG-IAT ですべての SCR 赤血球試薬に凝集が認められました．PEG-IAT で陰性の結果がないため消去法は実施できず，すべての抗体が「否定できない抗体」となります．

表 23　〈Case 05〉不規則抗体スクリーニング

Cell No.	Rh					Kell		Duffy		Kidd		Xg	Lewis		MNS				P	Special Antigen	Test Results		
	D	C	E	c	e	K	k	Fyª	Fyᵇ	Jkª	Jkᵇ	Xgª	Leª	Leᵇ	M	N	S	s	P1		Sal	PEG IAT	IgG 感作 赤血球
SC1	+	+	0	0	+	0	+	+	0	+	0	+	0	+	+	0	+	+	+	Di (a+)	0	1+	NT
SC2	+	0	+	+	0	+	+	+	+	0	+	+	+	0	0	+	0	+	+		0	1+	NT
SC3	0	0	0	+	+	0	+	0	+	+	0	0	+	0	+	+	0	+	0		0	1+	NT

否定できない抗体：すべて．

| パネル赤血球による不規則抗体同定検査（表 24）

　不規則抗体同定検査では，自己対照を除くすべてのパネル赤血球試薬で陽性反応を呈しました．PEG-IAT で陰性の結果がないため消去法は実施できません．したがって，「否定できない抗体」はすべての抗体になります．

Practice

表24 〈Case 05〉パネル赤血球による不規則抗体同定検査

Cell No.	Rh					Kell		Duffy		Kidd		Xg	Lewis		MNS				P	Special Antigen	Test Results	
	D	C	E	c	e	K	k	Fy^a	Fy^b	Jk^a	Jk^b	Xg^a	Le^a	Le^b	M	N	S	s	P1		PEG IAT	IgG感作赤血球
P1	+	+	0	0	+	+	+	+	+	+	0	+	+	0	0	+	0	+	0		1+	NT
P2	+	+	0	0	+	+	+	0	+	0	+	0	0	+	+	+	0	+	+		1+	NT
P3	+	0	+	+	0	0	+	0	+	+	0	+	0	+	+	+	+	+	+		1+	NT
P4	+	0	0	+	+	0	+	0	0	+	0	+	0	+	+	+	+	+	+		1+	NT
P5	0	0	0	+	+	0	+	+	+	0	+	+	0	+	+	0	+	0	+		1+	NT
P6	0	0	+	+	+	0	+	+	0	+	0	+	0	+	+	0	0	+	+		1+	NT
P7	0	0	0	+	+	+	+	0	+	+	+	0	+	0	+	+	0	+	+		1+	NT
P8	0	0	0	+	+	0	+	+	0	0	+	+	0	+	+	+	+	0	0		1+	NT
P9	0	0	0	+	+	0	+	+	0	0	+	+	0	+	0	+	+	+	+		1+	NT
P10	0	0	0	+	+	0	+	+	+	+	0	0	0	+	0	+	+	+	+		1+	NT
P11	+	+	0	0	+	0	+	0	+	0	+	0	+	0	+	0	+	0	+		1+	NT
Auto Control																					0	+

可能性の高い抗体：なし，否定できない抗体：すべて．

　SCR 結果と同定パネル結果を合わせて考えると，「可能性の高い抗体」は「なし」，「否定できない抗体」は「すべて」となります（**表25**）．

表25 〈Case 05〉推定された抗体の総合的判断

	抗体スクリーニング	抗体同定	結果
可能性の高い抗体	—	なし	なし
否定できない抗体	すべて	すべて	すべて

　すべてのパネル赤血球試薬で反応強度に差がなく，自己対照陰性であることから，高頻度抗原に対する同種抗体の可能性を考えます．考えられる抗体として，抗 Jr^a や抗 JMH，抗 Di^b などがあげられます．高頻度抗原に対する抗体は高力価低親和性（high titer low avidity；HTLA）の特徴を示すことが多く，抗体価測定を実施することで抗体を同定するのに有用な場合があります．また，高頻度抗原に対する抗体は，その抗原および抗体の生化学的または血清学的性質

MEMO

高力価低親和性：抗体価が高力価でありながら凝集力が弱いこと．

を調べることにより，ある程度特異性を絞り込める場合があります（**表 26**）.

表 26 高頻度抗原に対する抗体の血清学的性状

抗体	各種処理赤血球との反応性				血清添加による中和
	未処理	酵素処理	DTT，AET	C4d 感作	
抗 Jr^a	+	+	+	変化なし	なし
抗 JMH	+	0	0	変化なし	なし
抗 KANNO	+	0	+	変化なし	なし
抗 Chido/Rodgers	+	0	+	強い反応	あり
抗 Di^b	+	+	+	変化なし	なし

（日本臨床衛生検査技師会；2023[2)]より引用）

　患者赤血球上の抗原が発現しているか確認することも重要ですが，一般の施設にまれな抗原を検査する試薬は保有されていません．このように抗体の特異性の絞込みに苦慮する場合は，できるだけ早く日本赤十字血液センターなどの専門機関に相談してください.

　高頻度抗原に対する抗体の場合，抗原陰性血を得るのが非常に困難です．日本赤十字血液センターと綿密に情報交換を行い，赤血球製剤の臨床への供給が滞らないよう準備を行いましょう.

分子標的治療薬の影響

　多発性骨髄腫の治療薬である抗 CD38 抗体治療薬は，間接抗グロブリン試験を原理とする輸血検査において偽陽性反応を呈します．反応としては，高頻度抗原に対する抗体や自己抗体のような汎反応性を呈します．したがって，検査を進める前に，抗 CD38 抗体治療薬が投与されていないか確認することが重要です.

―――――― 本症例のポイント ――――――

☑ すべての赤血球試薬に同じ強さの凝集が認められ，自己対照が陰性の場合は，高頻度抗原に対する抗体の可能性を考えましょう.

☑ 抗 CD38 抗体治療薬など，検査に影響する薬剤が投与されていないか確認しましょう.

Practice

Case 06 問題

28歳の男性．他院で高度な貧血と溶血を認めたため転院．輸血の必要性を考慮し，ABO血液型・RhD血液型検査，不規則抗体スクリーニングが依頼された．

ABO血液型・RhD血液型：B型 RhD陽性
輸血歴：なし

Cell No.	Rh					Kell		Duffy		Kidd		Xg	Lewis		MNS				P	Special Antigen	Test Results		
	D	C	E	c	e	K	k	Fya	Fyb	Jka	Jkb	Xga	Lea	Leb	M	N	S	s	P1		Sal	PEG IAT	IgG感作赤血球
SC1	+	+	0	0	+	0	+	+	0	+	0	+	0	+	+	0	+	+	+	Di (a+)	0	3+	NT
SC2	+	0	+	+	0	+	+	+	+	0	+	+	0	0	+	0	+	+	+		0	3+	NT
SC3	0	0	0	+	+	0	+	0	+	0	0	0	+	0	+	+	0	+	0		0	3+	NT

Cell No.	Rh					Kell		Duffy		Kidd		Xg	Lewis		MNS				P	Special Antigen	Test Results	
	D	C	E	c	e	K	k	Fya	Fyb	Jka	Jkb	Xga	Lea	Leb	M	N	S	s	P1		PEG IAT	IgG感作赤血球
P1	+	+	0	0	+	0	+	+	+	+	0	+	+	0	0	+	0	+	0		3+	NT
P2	+	+	0	0	+	+	+	+	0	+	0	+	0	0	+	+	+	0	+		3+	NT
P3	+	0	+	+	0	0	+	0	+	+	+	+	0	0	+	+	+	+	+		3+	NT
P4	+	0	0	+	+	0	+	0	0	+	0	0	0	0	+	+	+	+	+		3+	NT
P5	0	0	0	+	+	0	+	+	+	0	+	+	0	+	+	0	+	0	+		3+	NT
P6	0	0	+	+	+	0	+	+	+	0	+	+	0	+	+	0	0	+	+		3+	NT
P7	0	0	0	+	+	+	+	0	+	+	+	+	+	0	+	+	0	+	+		3+	NT
P8	0	0	0	+	+	0	+	+	0	+	+	+	0	+	+	+	+	0	0		3+	NT
P9	0	0	0	+	+	0	+	+	+	0	0	+	+	0	+	0	+	+	+		3+	NT
P10	0	0	0	+	+	0	+	0	+	+	0	+	0	+	0	+	+	+	+		3+	NT
P11	+	+	0	0	+	0	+	0	+	0	+	+	+	0	+	0	+	0	+		3+	NT
Auto Control																					3+	NT

Case 06 | 解説

不規則抗体スクリーニング（表27）

不規則抗体スクリーニング（SCR）は陽性で，PEG-IAT ですべての SCR 赤血球試薬に反応が認められました．PEG-IAT で陰性の結果がないため消去法は実施できず，すべての抗体が「否定できない抗体」になります．

表27　〈Case 06〉不規則抗体スクリーニング

Cell No.	Rh					Kell		Duffy		Kidd		Xg	Lewis		MNS				P	Special Antigen	Test Results		
	D	C	E	c	e	K	k	Fy^a	Fy^b	Jk^a	Jk^b	Xg^a	Le^a	Le^b	M	N	S	s	P1		Sal	PEG IAT	IgG感作赤血球
SC1	+	+	0	0	+	0	+	+	0	+	0	+	0	+	+	0	+	+	+	Di (a+)	0	3+	NT
SC2	+	0	+	+	0	+	+	+	+	0	+	+	+	0	0	+	0	+	+		0	3+	NT
SC3	0	0	0	+	+	0	+	0	+	+	0	0	+	0	+	+	0	+	0		0	3+	NT

否定できない抗体：すべて．

パネル赤血球による不規則抗体同定検査（表28）

パネル赤血球でも，自己対照を含めすべてのパネル赤血球試薬に反応が認められました．PEG-IAT で陰性の結果がないため消去法は実施できません．したがって，「否定できない抗体」は「すべて」になります．

Practice

表28 〈Case 06〉パネル赤血球による不規則抗体同定検査

Cell No.	Rh					Kell		Duffy		Kidd		Xg	Lewis		MNS				P	Special Antigen	Test Results	
	D	C	E	c	e	K	k	Fy^a	Fy^b	Jk^a	Jk^b	Xg^a	Le^a	Le^b	M	N	S	s	P1		PEG IAT	IgG感作赤血球
P1	+	+	0	0	+	0	+	+	+	+	0	+	+	0	0	+	0	+	0		3+	NT
P2	+	+	0	0	+	+	+	0	+	0	+	0	0	+	+	+	0	+	+		3+	NT
P3	+	0	+	+	0	0	+	0	+	+	+	0	0	+	+	+	+	+	+		3+	NT
P4	+	0	0	+	+	0	+	0	0	0	0	0	0	+	+	+	+	+	+		3+	NT
P5	0	0	0	+	+	0	+	+	+	0	+	0	+	0	+	0	+	0	+		3+	NT
P6	0	0	+	+	+	0	+	+	0	0	+	0	+	0	+	0	0	+	+		3+	NT
P7	0	0	0	+	+	+	+	0	+	+	+	+	0	+	+	+	0	+	+		3+	NT
P8	0	0	0	+	+	0	+	+	+	0	+	0	+	+	+	+	+	0	0		3+	NT
P9	0	0	0	+	+	0	+	+	+	0	0	+	+	0	+	0	+	+	+		3+	NT
P10	0	0	0	+	+	0	+	+	+	+	0	0	0	+	0	+	+	+	+		3+	NT
P11	+	+	0	0	+	0	+	0	+	0	+	0	+	0	+	0	+	0	+		3+	NT
Auto Control																					3+	NT

可能性の高い抗体：なし，否定できない抗体：すべて．

　　SCR結果と同定パネル結果を合わせて考えると，すべての抗体が否定できません（**表29**）．一方で，自己対照が陽性であることから，自己抗体の可能性も考えます．

表29 〈Case 06〉推定された抗体の総合的判断

	抗体スクリーニング	抗体同定	結果
可能性の高い抗体	―	なし	なし
否定できない抗体	すべて	すべて	すべて

自己抗体保有患者の輸血検査

　　自己抗体保有患者の輸血検査はどのように進めたらよいでしょうか．自己抗体保有患者の多くはSCRですべての赤血球試薬と汎反応性を示します．

凝集の強さにも強弱は認められない場合が多いです．**自己抗体保有患者では同種抗体を保有している可能性が高いとの報告があります**．自己抗体保有患者の場合，同種抗体の有無の確認を行うことが重要となります．

同種抗体の有無の確認

同種抗体を検出するためには，自己抗体を取り除く必要があります．そこで必要になる検査が，自己赤血球を用いた自己抗体吸着です．過去3か月以内に赤血球輸血歴がない場合は，自己の赤血球を用いて吸着できます．かならず赤血球輸血歴の確認を行ってください．

自施設で同種抗体の有無が確認できない場合は，専門機関に相談することも有用です．

患者赤血球の血液型抗原の確認

AIHA（autoimmune hemolytic anemia；自己免疫性溶血性貧血）患者に赤血球製剤を準備する際には，同種抗体産生予防のため，患者と同型のRh血液型抗原を選択し準備する必要があります．事前に患者抗原の検査を実施しましょう．

- 患者抗原検索は，使用する試薬の添付文書に従った方法で行いましょう．
- 間接抗グロブリン試験を用いる方法では，被検赤血球が直接抗グロブリン試験（direct antiglobulin test；DAT）陽性の場合，偽陽性反応を示します．DAT陽性の場合は，EGAやクロロキンを用いて赤血球から抗体を解離し，検査を行いましょう．
- 3か月以内に赤血球輸血歴がある場合は，供血者の赤血球が混在しているため判定ができません．

輸血用赤血球製剤の選択（表30）

自己抗体を保有していても溶血所見を示さない症例を非AIHAといいます．非AIHA患者の血漿（血清）中に存在する自己抗体の多くは臨床的に意義がなく，検査上のみ問題となります．輸血に際しては，患者血漿（血清）中の自己抗体を自己赤血球，または抗原既知の同種赤血球で吸着除去した上清でSCRを行います．同種抗体が検出されない場合は，赤血球製剤の因子の選択は不要です．臨床的意義のある同種抗体が検出された場合は，抗原陰性の赤血球製剤を準備します．

Practice

表30　輸血用赤血球製剤の選択

患者の Rh 表現型	溶血所見	同種抗体	自己抗体の特異性	輸血赤血球の選択	
				通常	輸血効果なし
（例）DCCee（D+C+c−E−e+）	無（非 AIHA）	無	考慮しない	不要	新たな同種抗体に対する抗原陰性血
		有：抗 E		E⁻	
	有（AIHA）	無	無（汎反応性のみ）	D+C+c−E−e+	
		有：抗 E		D+C+c−E−e+	
		無	有（汎反応性＋抗 e）	D+C+c−E−e+	E+e−
		有：抗 E		D+C+c−E−e+	

輸血赤血球を選択するうえでの優先順位
① 同種抗体の有無　　　→溶血性輸血反応の防止
② Rh 表現型の一致/適合　→AIHA 患者の同種抗体産生防止
③ 自己抗体の特異性　　→AIHA 患者の輸血効果

（日本輸血・細胞治療学会　赤血球型検査ガイドライン小委員会；2022[1]より引用）

　AIHA 患者では，一般的に免疫能が亢進しており，輸血後に同種抗体を産生しやすい状態にあります．輸血後に発症する遅発性溶血性輸血反応を回避するため，免疫原性が比較的高い Rh 血液型抗原に関しては，患者と一致する因子の赤血球製剤を選択する必要があります．また，可能であれば Kidd 血液型抗原も患者と一致させることが望ましいです．

　また，Case 05 と同様に抗 CD38 抗体治療薬投与の影響も考えましょう．

━━ 本症例のポイント ━━

☑ 自己抗体保有患者では，自己抗体に隠れている同種抗体に注意しましょう．

☑ 赤血球輸血が必要な場合は，ガイドラインに準じて赤血球製剤を選択しましょう．

☑ 抗 CD38 抗体治療薬など，検査に影響する薬剤が投与されていないか確認しましょう．

Practice

Case 07　問題

35歳の男性．急性白血病疑いで緊急搬送された．今後輸血が必要なため，ABO 血液型・RhD 血液型検査と不規則抗体スクリーニングが依頼された．

ABO 血液型・RhD 血液型：A 型 RhD 陽性
輸血歴：不明

Cell No.	Rh					Kell		Duffy		Kidd		Xg	Lewis		MNS				P	Special Antigen	Test Results		
	D	C	E	c	e	K	k	Fy^a	Fy^b	Jk^a	Jk^b	Xg^a	Le^a	Le^b	M	N	S	s	P1		Sal	PEG IAT	IgG感作赤血球
SC1	+	+	0	0	+	0	+	+	+	0	+	0	+	0	+	0	+	+	+	Di (a+)	0	0	+
SC2	+	0	+	+	0	+	+	+	+	0	+	+	+	0	0	+	0	+	+		0	3+	NT
SC3	0	0	0	+	+	0	+	0	+	+	0	+	0	+	+	+	0	+	0		0	3+	NT

Cell No.	Rh					Kell		Duffy		Kidd		Xg	Lewis		MNS				P	Special Antigen	Test Results	
	D	C	E	c	e	K	k	Fy^a	Fy^b	Jk^a	Jk^b	Xg^a	Le^a	Le^b	M	N	S	s	P1		PEG IAT	IgG感作赤血球
P1	+	+	0	0	+	0	+	+	+	+	0	+	+	0	0	+	0	+	0		2+	NT
P2	+	+	0	0	+	+	+	+	0	0	+	0	0	+	+	+	0	+	+		3+	NT
P3	+	0	+	+	0	0	+	+	0	+	+	+	0	0	+	+	+	+	+		4+	NT
P4	+	0	0	+	+	0	+	0	+	0	0	0	0	+	+	+	+	+	+		0	+
P5	0	0	0	+	+	+	+	+	+	+	0	+	0	+	+	0	+	0	+		2+	NT
P6	0	0	+	+	+	0	+	+	+	+	0	+	0	+	+	0	0	+	+		1+	NT
P7	0	0	0	+	+	+	+	+	0	+	+	+	+	0	+	0	+	+	+		3+	NT
P8	0	0	0	+	+	0	+	+	+	+	0	+	0	+	+	+	0	0	0		2+	NT
P9	0	0	0	+	+	0	+	+	+	0	+	+	+	0	0	+	+	+	+		0	+
P10	0	0	0	+	+	0	+	0	+	+	0	+	0	+	0	+	+	+	+		3+	NT
P11	+	+	0	0	+	0	+	+	0	0	+	+	+	0	0	+	0	+	+		3+	NT
Auto Control																					0	+

Practice

Case 07 | 解説

不規則抗体スクリーニング（表31）

　不規則抗体スクリーニング（SCR）は PEG-IAT で SC2，SC3 に反応が認められました．PEG-IAT の結果で消去法を行い「否定できない抗体」を推定すると，「否定できない抗体」は抗E，抗c，抗K，抗Fy^b，抗Jk^b，抗Le^a，抗N，抗S，抗sとなりました．

表31　〈Case 07〉不規則抗体スクリーニング

Cell No.	Rh					Kell		Duffy		Kidd		Xg	Lewis		MNS				P	Special Antigen	Test Results		
	D	C	E	c	e	K	k	Fy^a	Fy^b	Jk^a	Jk^b	Xg^a	Le^a	Le^b	M	N	S	s	P1		Sal	PEG IAT	IgG感作赤血球
SC1	✱	✱	0	0	✱	0	✱	✱	0	✱	0	✱	0	✱	✱	0	/	/	✱	Di(a+)	0	0	+
SC2	+	0	+	+	0	+	+	+	+	0	+	+	+	0	0	+	0	+	+		0	3+	NT
SC3	0	0	0	+	+	0	+	0	+	+	0	0	+	0	+	+	0	+	0		0	3+	NT

否定できない抗体：抗E，抗c，抗K，抗Fy^b，抗Jk^b，抗Le^a，抗N，抗S，抗s.

パネル赤血球による不規則抗体同定検査（表32）

　PEG-IAT で反応パターンが一致する抗原がないため，「可能性の高い抗体」は「なし」となります．PEG-IAT の反応結果で消去法を行い「否定できない抗体」を推定すると，「否定できない抗体」は抗C，抗E，抗K，抗Fy^b，抗Le^b，抗N，抗S，抗sとなりました．

表32 〈Case 07〉パネル赤血球による不規則抗体同定検査

Cell No.	D	C	E	c	e	K	k	Fy^a	Fy^b	Jk^a	Jk^b	Xg^a	Le^a	Le^b	M	N	S	s	P1	Special Antigen	PEG IAT	IgG感作赤血球
	Rh					Kell		Duffy		Kidd		Xg	Lewis		MNS				P		Test Results	
P1	+	+	0	0	+	0	+	+	+	+	0	+	+	0	0	+	0	+	0		2+	NT
P2	+	+	0	0	+	+	+	0	+	0	+	0	0	0	+	+	+	0	+		3+	NT
P3	+	0	+	+	0	0	+	0	+	+	+	+	0	0	+	+	+	+	+		4+	NT
P4	+	0	0	+	+	0	+	0	0	+	0	0	0	0	+	+	+	+	+		0	+
P5	0	0	0	+	+	0	+	+	+	0	+	+	0	+	+	0	+	0	+		2+	NT
P6	0	0	0	+	+	0	+	+	0	+	0	+	0	+	0	0	0	+	+		1+	NT
P7	0	0	0	+	+	0	+	+	0	+	+	+	+	0	+	0	+	0	+		3+	NT
P8	0	0	0	+	+	0	+	+	0	+	+	+	0	+	+	+	0	0	0		2+	NT
P9	0	0	0	+	+	0	+	+	0	+	0	+	+	0	+	0	+	+	+		0	+
P10	0	0	0	+	+	0	+	+	0	+	0	+	0	+	0	+	+	+	+		3+	NT
P11	+	+	0	0	+	0	+	0	+	0	+	+	+	0	+	0	+	0	+		3+	NT
Auto Control																					0	+

可能性の高い抗体：なし，否定できない抗体：抗C，抗E，抗K，抗Fy^b，抗Le^b，抗N，抗S，抗s．

　SCR結果とパネル赤血球の結果を合わせて考えると，「可能性の高い抗体」は「なし」，「否定できない抗体」は抗E，抗K，抗Fy^b，抗N，抗S，抗sになります（表33）．本症例のように「可能性の高い抗体」がなく，「否定できない抗体」が複数残ってしまった場合は，どのようにして抗体の特異性を絞り込めばよいのでしょうか．

表33 〈Case 07〉推定された抗体の総合的判断

	抗体スクリーニング	抗体同定	結果
可能性の高い抗体	—	なし	なし
否定できない抗体	抗E, ~~抗c~~, 抗K, 抗Fy^b, ~~抗Jk^b~~, ~~抗Le^a~~, 抗N, 抗S, 抗s	~~抗c~~, 抗E, 抗K, 抗Fy^b, ~~抗Le^b~~, 抗N, 抗S, 抗s	抗E, 抗K, 抗Fy^b, 抗N, 抗S, 抗s

└ パネル赤血球による抗体同定で否定

└ 抗体スクリーニングで否定

Practice

抗体特異性の絞込み

患者赤血球の抗原検査

まずは患者赤血球の抗原検査を行いましょう．自己対照が陰性なので，同種抗体が考えられます．患者の抗原型から特異性を絞り込むことができるかもしれません．

患者の抗原型の結果は E−，K−，Fy（b−），N+，S+，s+ でした（**表34**）．患者の抗原型から，抗 N，抗 S，抗 s は否定できます．

表34 〈Case 07〉患者赤血球抗原検査

抗原	E	K	Fy^b	N	S	s
結果	陰性	陰性	陰性	陽性	陽性	陽性

否定できない抗体：抗 E, 抗 K, 抗 Fy^b, ~~抗 N, 抗 S, 抗 s~~.

追加パネルの実施（表35）

推定される複数の特異性に対し，抗原を 1 つのみもつパネル赤血球との反応を確認します．本症例では抗 E，抗 K，抗 Fy^b が残っていますので，下記の追加パネルを選択します．

表35 〈Case 07〉追加パネル

	PEG-IAT	IgG 感作赤血球
E+, K−, Fy（a+, b−）	1+	NT
E−, K+, Fy（a+, b−）	0	+
E−, K−, Fy（a−, b+）	3+	NT

同定された抗体：抗 E, 抗 Fy^b.

① 抗 E：E+，K−，Fy（a+，b−）
② 抗 K：E−，K+，Fy（a+，b−）
③ 抗 Fy^b：E−，K−，Fy（a−，b+）

結果，①，③ で PEG-IAT 陽性，② は陰性でした．以上のことから，抗 E と抗 Fy^b の特異性が確認できました．

> **MEMO**
> ・使用するパネル赤血球は，量的効果が認められる抗原については，ホモ接合体のパネル赤血球を選択する．
> ・本症例では 1 種類 1 本追加パネルとして実施したが，実際に検査する場合は 2〜3 本準備することが望ましい．

検出された抗体の臨床的意義 （表5）

　抗Eと抗Fy^{b}は溶血性輸血反応の原因となる抗体であり，臨床的意義のある抗体です．輸血が必要な際にはE抗原陰性，Fy^{b}抗原陰性の赤血球を輸血する必要があります．

　日本人におけるE抗原陰性，Fy^{b}抗原陰性の頻度は50％×80％＝40％です．臨床的意義のある抗体であり赤血球製剤を選択する必要があることや，赤血球製剤の準備に時間を要することなどを担当医へ報告する必要があります．

文献

1）日本輸血・細胞治療学会　赤血球型検査ガイドライン小委員会：赤血球型検査（赤血球系検査）ガイドライン（改訂4版）．日本輸血細胞治療学会誌，**68**（6）：539-556，2022.

2）日本臨床衛生検査技師会　監修：輸血・移植検査技術教本　第2版．丸善出版，2023.

本症例のポイント

☑ 「否定できない抗体」が複数残ってしまった場合は，患者の抗原型から特異性の絞り込みを行うとよい場合があります．

☑ 使用するパネル赤血球は，量的効果が認められる抗原については，ホモ接合体のパネル赤血球を選択しましょう．

☑ 複数抗体を疑う場合は，反応条件を変更したり，抗体の中和や吸着解離，酵素または化学処理した赤血球との反応性を確認することで抗体の特異性を絞り込むことができます．

輪血検査 | Q&A

⑤ 輸血拒否患者への対応を
教えてください

宗教的な理由などで輸血自体に拒否感のある方には
どう対応するといいでしょうか.

回答者 松浦秀哲（藤田医科大学　医療科学部　准教授/藤田医科大学病院　輸血部）

» はじめに

　輸血を実施するにあたっては，患者または
その家族が理解できる言葉で輸血の意義，有
効性，危険性を十分に説明した後に同意書を
作成することが求められています[1].

　外傷や手術による出血，血液疾患などの治
療において，代替療法がない場合に輸血によ
る補充療法を実施することは，医療者にとっ
て日常的なことです．しかし，医療を受ける
患者にはさまざまな理由で輸血医療に拒否感
をもたれる方がいます．なかには信仰上の理
由から輸血を拒否される場合もあります．そ
の場合，医療者は「患者の意思を尊重する良
心」と「助かる命をみすみす失いかねない行
為に加担する不作為」の間で葛藤が避けられ
ません.

» 宗教的輸血拒否への対応

　このような状況に対応するため，『宗教
的輸血拒否に関するガイドライン』が策定され
ました[2]．本ガイドラインでは患者の年齢を
① 18 歳以上，② 15 歳未満，③ 15 歳以上 18
歳未満の 3 つに分類しています．図1 に「未
成年者における輸血同意と拒否のフロー
チャート」を示します.

　18 歳以上の患者については，宗教上の輸
血拒否を患者の自己決定権として尊重しま
す．輸血拒否免責証（自筆で署名入り）を携
帯した場合には，無輸血を貫く必要がありま
す．意思の確認ができない場合には，家族が
輸血拒否をしても救命を優先し，輸血治療は
原則可能です.

　15 歳未満の子どもの場合，親権者による
治療の妨げがあった場合は，子どもに対する
「ネグレクト（養育放棄）行為」とみなし，児
童相談所を通じて家庭裁判所に親権の一時停
止の手続きを進めます．同時に代諾者（弁護
士や専門医師）を選定して最善の治療を選択
します.

　15 歳以上 18 歳未満の場合，本人もしくは

図1 未成年者における輸血同意と拒否のフローチャート

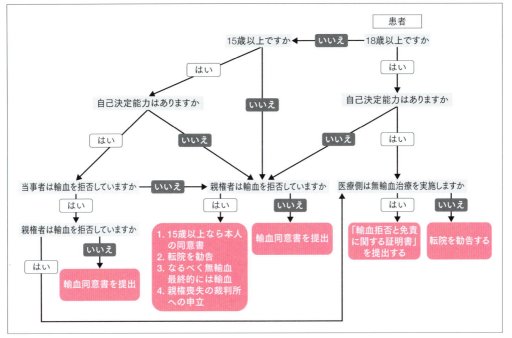

(『宗教的輸血拒否に関するガイドライン』[2]をもとに作成)

親権者のうちのどちらかの許諾があれば輸血を含む治療を行います．本人と両親権者がともに拒否する場合は無輸血治療を行うか，無輸血治療が可能な病院に転院を勧めます．

大切なことは，**患者の自己決定権を尊重**[3]**しつつ，治療が施せるように十分な説明を行う**ことです．治療（薬剤や手術）に伴い，貧血をきたす可能性がある場合には事前に患者に伝えておくようにします．この時も輸血の必要性と輸血の代替療法をあげ，医療者と患者の互いの立場を明らかにし，合意点を見出す努力が求められます．患者の自己決定権と医療者の救命・生命保護義務のどちらが優先されるべきか，倫理的・法的視点から考える必要がありますが，大変難しい問題です．

絶対的無輸血と相対的無輸血

医療機関としては自施設の輸血に関する考え方を表明しておくことも重要です．無輸血の考え方には「絶対的無輸血」と「相対的無輸血」があります[4]．絶対的無輸血は，たとえ生命の危機に陥るとしても輸血を拒否するものです．一方，相対的無輸血は，生命の危機や重篤な障害に至る危機がないかぎりで輸血を拒否するものです．事前に施設としての

方針を策定し，ホームページなどで公開する
ことが助けになる場合があります．急な事態
にも対応できるよう，関係部署（診療科，輸

血部，事務など）でシミュレーションを実施
しておくことも有効と考えます．

文献/URL

1）厚生労働省医薬・生活衛生局血液対策課：輸血療法の実施に関する指針．平成 17 年 9 月（令和 2 年 3 月一部改正）．https://www.mhlw.go.jp/content/11127000/000619338.pdf（2025 年 1 月 10 日アクセス）

2）宗教的輸血拒否に関する合同委員会：宗教的輸血拒否に関するガイドライン．2008．https://anesth.or.jp/files/pdf/guideline.pdf（2025 年 1 月 10 日アクセス）

3）認定輸血検査技師制度協議会カリキュラム委員会 編：スタンダード 輸血検査テキスト 第 3 版．医歯薬出版，2017．

4）日本医師会：エホバの証人と輸血．https://www.med.or.jp/doctor/rinri/i_rinri/b06.html（2025 年 1 月 10 日アクセス）

PART
3

交差適合試験

PART
03 交差適合試験
STEP1. 交差適合試験の基本を学ぶ

日高陽子（東邦大学医療センター大森病院　輸血部）

交差適合試験とは

交差適合試験は，輸血する血液製剤が患者に適合しているか確認する検査であり，輸血前に行う重要な検査です．

交差適合試験に用いる検体[1]

交差適合試験で使用する検体は，原則として血液型検査検体とは異なる時点で採血した検体を用います．これは，患者を2回以上確認し，患者誤認を防止するためです．

患者の間違いによる輸血は，重篤な副反応を引き起こし死亡するケースもあります．採血時の患者誤認や，採血管・検体誤認などを発見するため，患者と採血管の氏名が同一であるか，異なるタイミングで再確認することが重要です（図1）．

交差適合試験に用いる検体は，過去3か月以内に輸血・妊娠歴のある患者，あるいはそれらが不明な患者は，輸血予定日に先立つ3日以内（輸血日を含む3日以内）に採血した検体を用いてください（図2）．輸血や妊娠により，不規則抗体を産生する可能性があるためです．交差適合試験用検体を採血した後に不規則抗体が産生されると，交差適合試験で不適合を見逃してしまいます．

交差適合試験用検体は，遠心後赤血球と血漿（血清）を分離して保存してください．全血で保存すると血漿(血清)中の寒冷凝集素が赤血球に結合し，その後の検査で自己対照や直接抗グロブリン試験が陽性となることがあります．

図1　患者確認の方法例

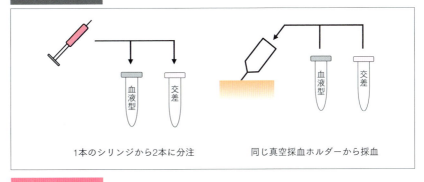

患者確認1回のみ

1本のシリンジから2本に分注　　同じ真空採血ホルダーから採血

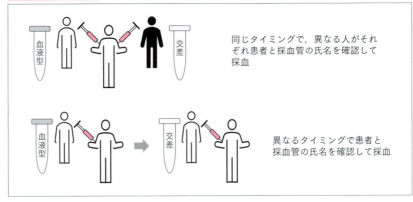

患者確認2回

同じタイミングで，異なる人がそれぞれ患者と採血管の氏名を確認して採血

異なるタイミングで患者と採血管の氏名を確認して採血

1回確認（同時採血）と2回確認（別採血）の違いを示す．

交差適合試験を行う前に

　可能なかぎり不規則抗体検査を実施してください．不規則抗体検査は，交差適合試験より不規則抗体の検出に優れている検査です．交差適合試験の凝集の強さは，供血者の抗原性に依存しています．そのため，ヘテロ接合の抗原は抗原性が弱く，不規則抗体の検出が十分にできない場合があります．また輸血前に不規則抗体を検出することで，対応する抗原陰性血を選択することが可能です．

　緊急時や施設の状況で先立って不規則抗体検査が実施できない場合でも，後から不規則抗体検査を行うことが望ましいです．輸血後であっても，不規則抗体が検出された場合は，溶血性輸血反応を生じる可能性が予測できます．

図2 血液型検査検体と交差適合試験用検体の採血タイミング

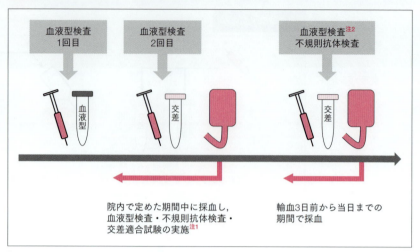

注1：血液型検査の2回目および不規則抗体検査は，交差適合試験用検体で検査するか，血液型検査検体とは別の時期に採血した検体で検査する．
注2：2本目以降の交差適合試験用検体の血液型検査は，患者誤認を防止する目的でその都度実施し，初回の判定と照合することが望ましい．

交差適合試験の方法

　交差適合試験には，主試験と副試験があります．主試験は，患者の血漿（血清）と血液製剤の赤血球浮遊液で検査します．副試験は，患者の赤血球浮遊液と血液製剤の血漿で検査を行います．

　検査方法には，不規則抗体検査と同様に生理食塩液法，酵素法，間接抗グロブリン試験があります．生理食塩液法は，患者と血液製剤のABO血液型が異なる場合や，患者が冷式抗体や寒冷凝集素を保有している場合に反応を認めます．

　酵素法は，患者がIgG型抗体を保有している場合に反応を認めます．一方で酵素法は赤血球表面上の一部の抗原（Duffy，MNS，Xg^a，JMH，Chido/Rodgersなど）を破壊，変性します．そのため，それらの抗原に対する不規則抗体を保有している場合は反応を認めません．

　間接抗グロブリン試験は，患者が臨床的意義のあるIgG型抗体を保有している場合に反応を認めます．不規則抗体検査と同様に，ポリエチレングリコール液（polyethylene glycol；PEG）や低イオン強度溶液（low-ionic-strength solution；LISS）などの適切な反応増強剤を使用することが重要です（PART02「不規則抗体検査」参照）．

主試験と副試験で，すべての検査方法を実施する必要はありません．それぞれの検査方法を次に記します．

主試験

主試験は，患者の保有している抗体が，輸血された赤血球製剤と抗原抗体反応を起こさないか確認するための重要な検査です．交差適合試験の検査方法は，『輸血療法の実施に関する指針』[1]によると，「ABO血液型の不適合を検出でき，かつ37℃で反応する臨床的に意義のある不規則抗体を検出できる間接抗グロブリン試験を含む適正な方法を用いる」と記されています．

日本赤十字社の血液製剤は，ABO血液型検査が実施されています．しかし，施設の責任のもと，赤血球製剤のABO血液型をオモテ検査で確認するか，主試験で生理食塩液法を実施して，ABO血液型不適合を防止することが望まれます．また臨床的意義のある不規則抗体を検出するために，間接抗グロブリン試験は必ず行ってください．

酵素法は，不規則抗体の同定に有用な検査方法の一つです．しかし，非特異反応や一部の臨床的意義のある抗体が検出できないため，交差適合試験では必ずしも実施する必要はありません．生理食塩液法と間接抗グロブリン試験を行うことで，ほとんどの不適合輸血を回避することができます．酵素法を行う必要性の有無を判断してください．

主試験が陽性となった赤血球製剤は，輸血に使用しないでください．不規則抗体検査を実施していない場合は不規則抗体検査を行い，臨床的意義のある抗体が存在しているか確認しましょう．

副試験

副試験は，輸血する赤血球製剤の血漿中の抗体が，患者赤血球と抗原抗体反応を起こさないか確認するための検査です．日本赤十字社は，ABO血液型検査を実施し，不規則抗体検査で陰性が確認された血液製剤を供給しています．そのため，患者の血液型検査が適正に実施されていれば，ABO同型赤血球製剤を使用する時の副試験は省略することができます[1]．

副試験を行う場合，ABO血液型不適合を確認する目的で生理食塩液法を実施することは有用ですが，不規則抗体が陰性と確認されている赤血球製剤で間接抗グロブリン試験や酵素法を行う意義は低いと考えます．間接抗グロ

ブリン試験で凝集を認めた場合は，交差適合試験による反応ではなく，検査前から患者赤血球上に何らかのIgG型抗体が結合（直接抗グロブリン試験が陽性）している可能性が高いと考えられます．

　患者が壊死性腸炎や重症感染症の児の場合は，生理食塩液法の副試験で，児の赤血球の汎赤血球凝集反応を検出できる可能性があります．これは，細菌由来の酵素などにより患者の赤血球表面が傷つき，ほとんどの人が自然に保有している抗体（抗T，抗Tkなど）と凝集を認める反応です．そのため，血漿が含まれている血液製剤を輸血すると，患者赤血球と血液製剤中の抗体が反応し，溶血性輸血反応を引き起こすことがあります．輸血する患者が重症な感染症を発症している児の場合，副試験を行うことは有用となります．

交差適合試験の手順

　交差適合試験の手順を図3に示します．

結果の解釈

　結果の解釈と追加試験を表1，2に示します．

生理食塩液法

　反応が認められた場合は，ABO血液型不適合または冷式抗体や寒冷凝集素の存在が考えられます．患者検体と赤血球製剤の血液型を確認してください．血液型が一致している時は，患者の血漿（血清）中に，冷式抗体や寒冷凝集素が存在していることが考えられます．生理食塩液法で不規則抗体検査を実施してください．冷式抗体や寒冷凝集素が検出され，37℃で反応しないことが確認できた抗体は，臨床的意義が低いため輸血を行うことが可能です．

間接抗グロブリン試験

　主試験で凝集が認められた場合は，不規則抗体を保有している可能性があります．凝集した検査方法で，不規則抗体検査を実施してください．不規則抗体検査で臨床的意義のある抗体が検出された場合は，対応する抗原陰性血を選択し，再度交差適合試験を実施してください．

　交差適合試験陽性，不規則抗体検査陰性の時は，次の可能性が考慮されます．

図3 交差適合試験の手順

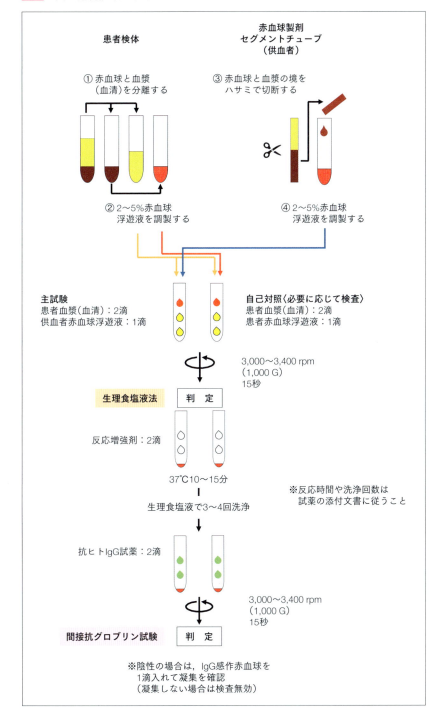

表1 交差適合試験の結果の解釈

生理食塩液法		間接抗グロブリン試験		輸血	考えられる原因	対応（追加試験）
主試験	副試験	主試験	副試験			
0	0	0		可	—	—
+	+	+/0		不可/可	ABO 血液型不適合 冷式抗体や寒冷凝集素 高力価の臨床的意義のある抗体	・患者検体・血液製剤の ABO 血液型検査 ・患者検体の不規則抗体検査
+	0	+/0		不可/可	ABO 血液型不適合 冷式抗体や寒冷凝集素 高力価の臨床的意義のある抗体	・患者検体・血液製剤の ABO 血液型検査 ・患者検体の不規則抗体検査
0	+	0		不可/可	ABO 血液型不適合 患者の細菌感染による汎赤血球凝集反応	・患者検体・血液製剤の ABO 血液型検査 ・汎赤血球凝集反応の精査
0	+	+		不可	ABO 血液型不適合と 37℃で反応する抗体	・患者検体・血液製剤の ABO 血液型検査 ・患者検体の不規則抗体検査
0	0	+		不可	37℃で反応する抗体	・患者検体の不規則抗体検査 ・4 か月未満の児の場合は抗 A・抗 B の検出
0	0	0	+	不可/可	患者赤血球に結合している抗体	・抗体解離試験

表2 追加試験と輸血の可否

追加試験の結果	輸血の可否
ABO 血液型不適合	・患者と同型の赤血球製剤で交差適合試験を実施し，適合であれば輸血可
冷式抗体または寒冷凝集素	・輸血可．ただし，高力価の場合は，患者を温めながら輸血可
37℃で反応する抗体	・臨床的意義のある抗体の場合，抗原陰性血を用いて交差適合試験を実施し，適合であれば輸血可 ・臨床的意義のない抗体の場合，輸血可
汎赤血球凝集反応	・血漿成分の輸血は禁忌．赤血球輸血の場合は洗浄赤血球を考慮する
4 か月未満の児の抗 A・抗 B	・O 型赤血球製剤を用いて交差適合試験を実施し，適合であれば輸血可
患者赤血球に結合している抗体	・3 か月以内に輸血歴・妊娠歴がある場合は，抗体解離試験を実施し不規則抗体検査を行う．臨床的意義のある抗体が検出された場合は，抗原陰性血を用いて交差適合試験を実施し，適合であれば輸血可 ・3 か月以内に輸血歴・妊娠歴がない場合は輸血可

- 患者が低頻度抗原に対する抗体を保有している場合
- 赤血球製剤が直接抗グロブリン試験陽性の場合
- ABO 血液型が異なる場合

患者検体と赤血球製剤の血液型検査を行ってください．一致している時は，赤血球製剤の直接抗グロブリン試験を実施して，陽性であれば日本赤十字社に連絡し，相談してください．直接抗グロブリン試験が陰性であれば，患者が低頻度抗原に対する抗体を保有している可能性があるので，他の赤血球製剤を用いて交差適合試験を実施すると適合になる可能性が高いです．

交差適合試験の限界

交差適合試験が適合でも，輸血に対してすべての安全性が担保されているわけではありません．

交差適合試験を行っても，輸血による副反応を防止できないことがあります
- 患者の不規則抗体が検出感度以下の場合は，不規則抗体検査や交差適合試験で検出することができません．そのため，対応する抗原陽性血が輸血されると，不規則抗体の抗体価が上昇し，溶血性輸血反応を引き起こします．
- 供血者の赤血球がヘテロ接合体の場合，交差適合試験では検出できないことがあります．先立って不規則抗体検査を行うことで防止できる可能性があります．
- 血漿蛋白やヒト白血球抗原（human leukocyte antigen；HLA）に対する抗体は検出できないため，それらの抗体を保有している場合は，非溶血性輸血反応を起こす可能性があります．
- 日本赤十字社の血液製剤は，感染症に対して安全性の高い製剤です．しかし，未知の感染症や検出感度以下のウイルスなど感染症のリスクはゼロではありません．

交差適合試験で不規則抗体の産生を防止することはできません
- 患者の赤血球抗原と異なる抗原が輸血された場合，不規則抗体を産生する可能性があります．不規則抗体の産生予防のために，患者の抗原に合わせた輸血は行いません．不規則抗体が産生された場合に，対応する抗原陰性血を選択します．

・RhD 陰性患者に RhD 陽性血を輸血した場合は，抗 D が産生される可能性があります．抗 D は免疫抗体のため，RhD 陰性の患者は抗体を保有していません．そのため，RhD 陰性患者に RhD 陽性血液製剤との交差適合試験を実施しても，不適合と判定することができません．

生後 4 か月未満の児

生後 4 か月未満の児でも，血液型検査を 2 回以上実施して血液型を確定し，ABO 同型の血液製剤を選択してください．ただし，交差適合試験用検体を採血することが困難な場合は，以下の条件を満たせば母親の検体で検査することが可能です．

・母親の ABO 血液型が児と同型の場合
・児が O 型または母親が AB 型の場合

母親の血漿（血清）を用いて交差適合試験を行う場合は，母親が保有している抗 A または抗 B が児と同型の赤血球製剤と反応しないことが条件になります．

また生後 4 か月未満の児は，免疫応答能が低く不規則抗体を産生する可能性は低いと報告されています．そのため，保有している不規則抗体のほとんどが母親からの移行抗体であり，母親の血液と赤血球製剤が適合すれば輸血することが可能です．ただし，輸血歴がある場合は，まれに不規則抗体を産生することがあります．輸血後の溶血性輸血反応に留意してください．

児の血液を用いた主試験で陽性となった場合は，以下の可能性が考えられます．

・O 型以外の赤血球製剤を使用した場合は，母親から IgG 型の抗 A または抗 B が移行している可能性
・母親が保有している IgG 型の不規則抗体が移行した可能性

A 型の児に抗 B が移行してきた場合などは問題になりませんが，A 型の児に抗 A が移行してきた場合は，主試験で反応を認めることがあります．また母親の不規則抗体が児に移行し，主試験が陽性になったと考えられる場合は，母親の不規則抗体検査を行います．不規則抗体が陽性の場合，対応する抗原陰性血を選択し，児の血液と交差適合試験を実施してください．

血小板濃厚液と新鮮凍結血漿の交差適合試験

　血小板濃厚液と新鮮凍結血漿の輸血では，患者の血液型検査が適切に行われ，ABO 同型の製剤を使用する場合にかぎり交差適合試験を省略することができます．

　主試験は，赤血球成分をほとんど含まないため不要です．副試験は，赤血球製剤の副試験と同様で，血液製剤は ABO 血液型検査と不規則抗体検査の陰性が確認されているため省略が可能です．

文献/URL

1) 厚生労働省医薬・生活衛生局血液対策課：輸血療法の実施に関する指針．平成 17 年 9 月（令和 2 年 3 月一部改正）．https://www.mhlw.go.jp/content/11127000/000619338.pdf（2025 年 1 月 10 日アクセス）

PART

交差適合試験

STEP2. コンピュータクロスマッチの基本と注意点を知る

日高陽子（東邦大学医療センター大森病院　輸血部）

コンピュータクロスマッチとは

通常の交差適合試験は，患者検体と血液製剤で間接抗グロブリン試験を行います．一方コンピュータクロスマッチは，あらかじめ検査された結果や検査履歴に基づいて交差適合試験を行うものです．

コンピュータクロスマッチの条件[1]

コンピュータクロスマッチ適合となる患者の条件

- ABO血液型とRhD血液型検査は異なる検体で2回以上実施済み[2,3]．
- 輸血に先立つ3日以内（輸血日を含む3日以内）の患者検体および過去に臨床的意義のある抗体が検出されていない[2,3]．
- 児が母親由来のIgG型抗A/抗Bおよび不規則抗体を保有していない[2,3]．
- 輸血用血液製剤（赤血球液など）について，医療機関でのオモテ検査でABO血液型が確認されている[2,3]．RhD陰性の血液の場合は合わせてRhD抗原検査が実施されている．

〈注釈〉

- 検体は，患者採血時に患者誤認がないように実施されていることが前提である．
- 生後間もない児は免疫応答能が低いため，生後4か月未満までの間に輸血が施行されても，児の不規則抗体検査などは省略も可能である[2,3]．
- 血液型不適合造血幹細胞移植，緊急輸血の場合も以下の条件が満たされていればコンピュータクロスマッチでの対応は可能である[2]．
  1) 血液型不適合造血幹細胞移植歴がある場合，輸血歴や現在の血液型を輸血管理システムなどで適切に管理できていること．
  2) 緊急輸血の場合，救急現場などでの採血時の患者誤認，詐称および

検査過誤がないことに十分に留意していること．ただし，運用においては確認作業を徹底し慎重に行うこと．

輸血管理システムに必要な条件

- 患者のABO，RhD血液型について2回以上の履歴が確認できる．
- 血液製剤の種別および血液型選択ミスを警告でき，誤った血液製剤の払出防止策が講じられている．
- 入庫後の輸血用血液製剤のABO血液型の確認情報が管理できる．
- 不規則抗体検査の履歴が確認できる．
- 生後4か月未満の児においては，児または母親の不規則抗体情報を確認できる策が講じられている．
- コンピュータクロスマッチの適応となる患者条件を満たすかどうかの判定が自動表示され，満たされない場合はその理由が表示される．

〈注釈〉

- 血液型不適合造血幹細胞移植歴のある患者の現在の血液型を輸血管理システムで適切に登録管理できる．
- 血液型不適合造血幹細胞移植歴のある患者の現在の状況に適した輸血用血液製剤の情報が適切に管理できる（異なる血液型に対し，警告がでる）．
- 輸血歴の情報更新が即座に行われること．
- 輸血管理システムには，母児間の情報が紐づけできればさらによい．

コンピュータクロスマッチのメリット・デメリット

患者検体を用いた交差適合試験とコンピュータクロスマッチの比較を**表1**に示します．

コンピュータクロスマッチは，患者検体を用いて交差適合試験を行いません．そのため，十分な検体量が確保できない患者にとっては，有用な検査方法になります．また交差適合試験に要する検査時間が短縮されるため，迅速な輸血製剤の提供が可能です．

しかし，患者が低頻度抗原に対する抗体を保有している場合，不規則抗体検査では検出ができないため，コンピュータクロスマッチでも検出することはできません．輸血後，溶血性輸血反応を認めた場合や，輸血効果を認めない場合は，患者検体で交差適合試験を行ってください．

また大量の免疫グロブリン製剤を使用している患者は，免疫グロブリン製

表1 患者検体を用いた交差適合試験とコンピュータクロスマッチの比較

	交差適合試験	コンピュータクロスマッチ
検体量	不規則抗体検査と赤血球製剤バッグ数分の交差適合試験を行う血漿（血清）量 ＊スクリーニング赤血球数×100 μL ＊赤血球製剤バッグ数×100 μL	不規則抗体検査と間接抗グロブリン試験による抗A・抗B検出のための検体量 ＊スクリーニング赤血球数×100 μL ＊ウラ検査試薬2種類×100 μL
検査時間	生理食塩液法と間接抗グロブリン試験：約60分	コンピュータによる適合性の確認：約15分
交差適合試験の不適合の検出	間接抗グロブリン試験を行うことで，ほぼすべての臨床的意義のある抗体との不適合が検出可能（先立って不規則抗体検査を実施した場合）	低頻度抗原に対する抗体を保有している場合は不適合の検出不可
ABO血液型不適合の検出	生理食塩液法を行うことで不適合の検出可	交差適合試験用検体のABO血液型検査を行っていないと検出不可
保険点数	47点（間接抗グロブリン試験）	30点

剤に含まれている患者と異なる抗A・抗Bが患者血漿（血清）中に存在することがあります．交差適合試験用検体のABO血液型検査を行わないと，それらの抗体を見逃す可能性があります．コンピュータクロスマッチを行う場合は，不規則抗体検査とともにABO血液型検査を先立って実施することが望ましいです．

　コンピュータクロスマッチは，適正な方法で不規則抗体検査が先立って実施されていれば，不慣れな技師でも負担なく血液製剤を準備することができます．しかし，輸血検査に不慣れな技師が不規則抗体検査を実施する場合は，不規則抗体を見逃す可能性があります．そのような場合は，患者検体を用いた交差適合試験を行うことを考慮する必要があります．

文献/URL

1）奥田誠，他：コンピュータクロスマッチに適合する患者と輸血管理システムに必要な条件（改訂2版）．日本輸血細胞治療学会誌，**70**（1）：7-11，2024．

2）日本輸血・細胞治療学会　赤血球型検査ガイドライン小委員会：赤血球型検査（赤血球系検査）ガイドライン（改訂4版）．日本輸血細胞治療学会誌，**68**（6）：539-556，2022．

3）厚生労働省医薬・生活衛生局血液対策課：輸血療法の実施に関する指針．平成17年9月（令和2年3月一部改正）．https://www.mhlw.go.jp/content/11127000/000619338.pdf（2025年1月10日アクセス）

輸血検査｜Q&A

⑥ 新任技師の教育を どうしていますか？

新任技師を独り立ちさせる/当直を任せる判断を，
他施設ではどのように行っているのか知りたいです．

回答者 松浦秀哲（藤田医科大学　医療科学部　准教授/藤田医科大学病院　輸血部）

» チェックリストを用いた 新任技師の教育

輸血業務には，輸血検査と製剤管理の2つの柱があり，どちらも業務を担当するうえでは必要な要素となります．新任技師や当直担当技師においては，この両面の力量（業務を遂行する能力）を確認したうえで業務を任せることが望ましいと考えています．

当院では新任技師や異動者の教育の際に，チェックリストを作成して力量の確認を行っています（図1）．チェックリストには，輸血検査と製剤管理の両方を記載しています．チェックリストを作成することで業務全般を可視化することができ，また習得までの期限を示すことで自発的な学習を促し，円滑な教育の手助けになります．チェックリストには項目ごとに指導技師名，指導日を記載します．これにより，複数名の技師が教育にかかわる場合にも，重複なく・漏れなく教育を実施することができます．

チェックリストで一通りの指導を終えたら，確認テストを実施します．輸血検査の確認テストは，模擬検体を用いて通常の検査を実施できるか，予期せぬ反応の場合に追加検査が選択できるかなどを確認しています．製剤管理についても，医師から受けた依頼に対して製剤の準備ができるか，よくある質問に回答できるかなどを確認します．

» 優先業務の洗い出しと トレーニング

当院では輸血部技師による24時間検査体制をとっていますので，夜勤帯も日勤帯と同等の検査が実施できることを求めています．一方，施設によっては日当直だけ輸血業務に従事する場合もあると思います．その場合には，どの業務をどの程度できることを求めるのか悩むと思います．私は，輸血業務担当者に求める業務を2つの要素で考え，教育に役立てています．2つの要素とは「緊急性」と

図1　業務チェックリスト

検査業務

	定常業務
	メンテナンス
Ortho VISION	異常対応
	グレーディング編集が□□□
	結果の編集が出来る
検査オーダーの中止・キャンセル方法	
検体到着時の注意点の確認（クロスのサ□□）	
	基本操作
	検少検体の対応（マイク□□）
	ウラ検査弱反応時の対応
血液型	不規則抗体によるウラ□□
	オモテ・ウラ不一致時の□□
	D陰性確認試験
	酵素法のみ反応
	未処理で反応
	用手法スクリーニング□□
不規則	消去法を行える
	同定検査（追加パネル□□）
	抗原タイピング
	冷式抗体が疑われるとき□□
	検体少量に伴う検査対応□□
	生食法陽性時の対応
	間接抗グロブリン試験□□
クロス	新生児の交差適合試験
	RhD陰性血のクロスマ□□
	D陰性の□□□□
	直接抗グロブリン試験□□
AIHA疑いの患者の検査が行える（頭部あ□）	
T&S（血液型確認）検査が出来る	
直接抗グロブリン試験を行える	
DARA型□似をきわ□□	
取り違しが必要な検体の場合	
本来の患者IDが判明したとき	
別入採血	
不適切検体（溶血、低Ht、点滴ライン採□）	

リーダー業務　　氏名＿＿＿＿＿＿＿＿

項目	内容	確認日・印	習得期限
	緊急O型輸血対応		
	血液型が不明		
	血液型が未確定		
緊急輸血対応	患者確認が不明		
	T&S対応		
	オペ室緊急O型使用時		
	D陰性/不規則抗体保有者の場合		
	在庫数の把握		
在庫管理	在庫期限の確認		
	T&S製剤の交換		
	定期発注		
血液センターへの発注	予約期限外発注		
	特殊製剤発注		
	前日納品製剤		
血液センター納品	二次元バーコード入庫		
返品操作（返品理由書の貼り直る場合を確認しましょう）	ICU返品		
	病棟返品		
特殊製剤（洗浄、合成）の適用			
準備解除			
新生児への輸血対応（単位数、新鮮血、CMV、K吸着filterなど）			
分割製剤の対応（PAC）	分割のみ		
	K吸着フィルターあり		
	照射方法		
血液照射	照射登録		
	行う理由を説明できる		
	照射に伴う弊害		
抗原情報検索システム			
N-BITへの抗原情報の登録			
	納品方法		
分画製剤の管理	発注方法		
	在庫照会、定数把握		
	ICUストック		
緊急アルブミン使用時の対応	OPE室ストック		
	ERストック		
	採血準備		
	分離操作		
合成血製剤（解合式）	入学検収		
	剤分操作		
	異変対応		
自己血製剤（回収式）	準備（代行→出庫まで）		
	運用の流れを説明出来る		
	依頼対応		
FFP融解	融解操作		
	クリオの運用方法		
翌日のオペ使用製剤の確認	予定表確認		
	製剤の袋詰め		
温度管理	AM/PM温度チェック		
	ワイヤレス温度チェック		
K吸着フィルターの対応（適応や割付方法）			
	実施済/準備・使用中伝票の分離		
伝票処理	翌日準備分の伝票整理		
	翌日予約製剤の確認		
検査代行入力			
	軽微なもの		
副作用出現時の対応	重篤なもの		
	次回輸血時のアドバイス		
T&S	T&Sとはなにかを説明出来る		
	T&Sのメリットを説明できる		
他院からの持ち込み製剤があった場合の対応			
製剤の移動・受け渡しについて			

「専門性」です（図2）．図2に示す業務は，輸血業務を専任で行っている技師にとってはすべて対応できてほしいと思いますが，非専任の技師にすべてを求めることは現実的ではありません．そこで緊急性と専門性から鑑みて，優先的に習得してもらう業務を洗い出します．非専任技師であればⅠとⅡの業務ができた時点で独り立ちと考えます．特に重要なのはⅡに分類している「緊急輸血の初動対応」ができることです．具体的にいえば，血液型が確定できない症例に対して赤血球製剤，血漿製剤の準備が滞りなくできることと考えています．輸血検査において結果解釈の判断に難渋する場合には，輸血専任技師に連絡をとってから対応することもできます．しかし，緊急輸血の初動対応だけは最初に連絡を受けたスタッフで対応しなければなりません．この対応を誤れば，患者に不利益を与え

図2 緊急性と専門性から見た輸血業務

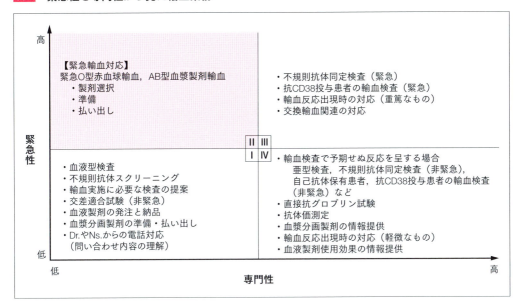

ることになります．そこでⅠとⅡは必須業務として扱い，優先的に習得できるよう教育を実施します．当院ではⅠとⅡを習得するまでの研修期間は2〜3か月と設定しています．ⅢとⅣは，もう少し時間をかけて教育していきます．

前述のとおり，緊急輸血対応については重視してトレーニングを行っています．緊急輸血対応の力量を評価するため，当院では緊急輸血のシミュレーションとしてダミーオーダーを立て，医師役の先輩技師から実際に電話をかけ，依頼を受けてから製剤を準備，払い出しするまでの時間を測って確認テストを実施します．2分以内に製剤の準備を行えることが合格の目安です．

技師教育の内容については，担当業務や勤務体制に依存するので，施設ごとに大きく異なると思いますが，優先業務を洗い出し，チェックリストの作成や確認テストを行ってみてはいかがでしょうか．

PART

03 交差適合試験

STEP3. 症例問題で学ぶ 交差適合試験の実践と考え方

天本貴広（久留米大学医療センター　臨床検査室）

　これまでのステップで，交差適合試験の目的や方法・結果の解釈などについて理解が深まったと思います．本稿では，実践的な症例問題に挑戦することで，その学んだ知識を効果的に活用し解決力を身につけ，実際の安全な輸血医療へとつなげていただきたいと思います．

　交差適合試験において予期せぬ反応を呈した場合，まずは操作手順の見直しを行いましょう．その次に患者情報の収集に努め，限られた試料と時間を有効に使い精査を実施します．これは，血液型検査や不規則抗体スクリーニングをはじめ，輸血検査全般に通じる手順であると思います．

Practice

Case 01 問題

生後 3 日目の男児（2,630 g）．輸血歴なし．
貧血と黄疸が進行したため（Hb：12.9→8.1 g/dL，T-Bil：7.3→15.1 mg/dL），
赤血球液-LR「日赤」（RBC-LR-1）の輸血依頼があった．

試験管法による血液型検査結果

ABO オモテ検査			ABO ウラ検査			ABO 判定	RhD		RhD 判定
抗 A	抗 B	結果	A_1赤血球	B 赤血球	結果		抗 D	Rh cont.	
4+	0	A 型	NT	NT	NT	A 型	4+	0	陽性

NT：未検査．

試験管法による不規則抗体スクリーニング

CELL	Rh					Kell		Duffy		Kidd		Lewis		P	MNS				Xg	Special Antigen	Sal	PEG IAT	IgG 感作 赤血球
	D	C	c	E	e	K	k	Fy^a	Fy^b	Jk^a	Jk^b	Le^a	Le^b	P1	M	N	S	s	Xg^a				
1	+	+	0	0	+	0	+	0	+	+	0	+	0	+	+	+	+	+	+		0	0	+
2	+	0	+	+	0	+	+	+	0	0	+	0	+	+	+	+	0	+	+		0	0	+
3	+	+	+	+	0	+	+	0	+	+	0	0	0	0	+	0	+	+	+	Di(a+b+)	0	0	+

Sal：生理食塩液法，PEG-IAT：ポリエチレングリコール-間接抗グロブリン試験．

試験管法による交差適合試験（A 型 RBC）

主試験		
Sal	PEG-IAT	IgG 感作 赤血球
0	2+	NT

Q1 本検査結果の問題点は何でしょうか？

Q2 Q1 の問題点の原因としては何が考えられ，
どのように対応すればよいでしょうか？

Practice

Case 01 | 解説

問題点

交差適合試験の PEG-IAT において，「2+」の凝集を認めます．

考えられる原因

不規則抗体スクリーニング陰性で交差適合試験が陽性であった場合は，次の可能性を考慮します．

(a) 低頻度抗原に対する同種抗体の存在
(b) 供血者赤血球の直接抗グロブリン試験（direct antiglobulin test；DAT）陽性
(c) 患者と異なる ABO 血液型の輸血用血液製剤
(d) 母親由来の不規則抗体，IgG 型抗 A/抗 B の存在

対 応

本症例においては，生後 3 日目であり同種抗体を産生する可能性は低く，供血者赤血球の DAT は陰性，輸血用血液製剤も患者と同型の A 型であることが確認できました．また母親の血液型と不規則抗体検査の結果は，O 型・不規則抗体陰性でした．

以上の結果より，母親由来の抗 A の存在が疑われ，精査を実施しました（**表 1**）．その結果，母親由来の抗 A が考えられ，O 型 RBC との交差適合試験を行ったところ陰性となりました．

MEMO

生後 1 年未満の児においては，自然抗体（IgM 型抗 A/抗 B）の産生が不十分であることや，ときに母親由来の移行抗体（IgG 型抗 A/抗 B）の影響があることから，オモテ検査の結果のみで暫定的に血液型を判定してもよいとされています[1]．

> **MEMO**
>
> 直接抗グロブリン試験は，患者赤血球に結合している免疫グロブリンや補体成分の有無を確認するための検査法．表1の「広範囲」は，多特異性抗グロブリン試薬（抗IgGと抗補体いずれにも反応）との判定結果を表す．多特異性抗グロブリン試薬で陽性，対照で陰性を呈した場合，抗IgGと抗補体の単特異性の試薬を用いて特異性を決定する．

表1 〈Case 01〉精査結果

患者の直接抗グロブリン試験

広範囲	抗IgG	抗補体	対照
2+	2+	0	0

患者赤血球の抗体解離試験

解離液とA₁赤血球との反応
PEG-IAT
2+

試験管法による交差適合試験（O型RBC）

主試験		
Sal	PEG-IAT	IgG感作赤血球
0	0	+

輸血が必要な場合

移行した抗Aが消失するまで，赤血球製剤はO型RhD陽性を，血漿・血小板製剤はA型RhD陽性をオーダーしてもらうよう担当医に相談しましょう．

ポイント

まず新生児溶血性疾患（hemolytic disease of the fetus and newborn；HDFN）に関する検査を進めるにあたって，母親のABO/RhD血液型・不規則抗体スクリーニングの結果はきわめて重要な情報ですので，間違えのないよう正確に把握しましょう．臨床が新生児の直接・間接抗グロブリン試験を依頼する場合は，不規則抗体とともに抗A/抗BによるHDFNを疑っていることがあります．限られた採血検体での不規則抗体スクリーニング実施時に自己対照を必要とする場合は，DATを代用とし，その分の血漿はA₁もしくはB赤血球との反応の観察に用いるとよいでしょう．

また生後間もない児では免疫応答能も低いため，不規則抗体スクリーニングで母親からの移行抗体（同種抗体）の存在を否定することができれば，生後4か月になるまでの間（生後4か月未満）の不規則抗体スクリーニングを省略できます．その際，不規則抗体スクリーニングには児の検体を用いるこ

Practice

ともできますが，母親の血漿（血清）を用いて実施することも可能です．ただし，生後 4 か月未満の児でも，まれですが輸血後に不規則抗体を産生するとの報告があるため，輸血後の溶血性輸血反応に留意してください[2~4]．

参考例として，新生児における検査項目を図1に示します．

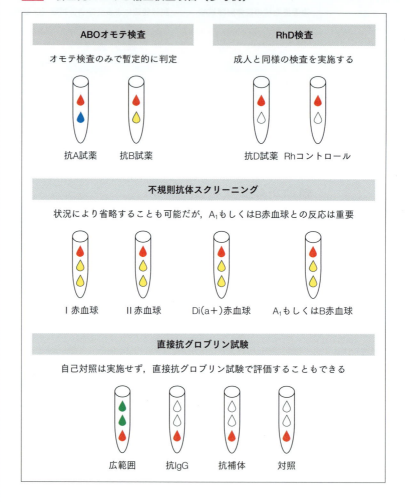

図1 新生児における輸血検査項目（参考例）

Practice

Case 02 問題

48歳の女性．輸血歴なし，妊娠歴あり．前院において O 型 RhD 陽性の赤血球液-LR「日赤」（RBC-LR-2）を輸血後，3 日目より発熱や黄疸を認めたため紹介となった（37℃台の発熱，Hb：7.8 g/dL，LD：834 U/L，T-Bil：2.2 mg/dL，BUN：38 mg/dL，Cre：1.5 mg/dL，K：5.7 mmol/L，尿潜血：3＋）．

前院からの情報提供で，不規則抗体スクリーニングは未実施だが，交差適合試験は「陰性」であることを確認しているとのことであった．

前院での試験管法による血液型検査結果

ABO オモテ検査			ABO ウラ検査			ABO 判定	RhD		RhD 判定
抗 A	抗 B	結果	A₁赤血球	B 赤血球	結果		抗 D	Rh cont.	
0	0	O 型	4＋	4＋	O 型	O 型	4＋	0	陽性

前院での試験管法による交差適合試験

主試験		
Sal	PEG-IAT	IgG 感作赤血球
0	0	＋

Q1 本症例の問題点は何でしょうか？

Q2 Q1 の問題点の原因としては何が考えられ，どのように対応すればよいでしょうか？

Practice

Case 02 解説

問題点

　患者の臨床症状として発熱と黄疸を認め，溶血所見もみられます．また交差適合試験が陰性であることは確認していますが，不規則抗体スクリーニングを実施していません．

考えられる原因

　輸血して数日経過した後に症状が現れていることより，遅発性溶血性輸血反応の可能性が疑われます．よって，不規則抗体スクリーニングや直接抗グロブリン試験を実施します．

対　応

　試験管法による不規則抗体スクリーニング（表2）の結果より，不規則抗体の存在が示唆されます．患者の直接抗グロブリン試験の結果は表3のようになりました．

表2 〈Case 02〉試験管法による不規則抗体スクリーニング

CELL	Rh					Kell		Duffy		Kidd		Lewis		P	MNS				Xg	Special Antigen	Sal	PEG IAT	IgG 感作赤血球
	D	C	c	E	e	K	k	Fy^a	Fy^b	Jk^a	Jk^b	Le^a	Le^b	P1	M	N	S	s	Xg^a				
1	+	+	0	0	+	0	+	0	+	+	0	+	0	+	0	+	+	0	+		0	0	+
2	+	0	+	+	0	0	+	+	+	0	+	0	+	+	+	+	0	+	+		0	1+	NT
3	+	+	+	+	+	+	+	+	+	0	+	+	0	+	0	+	0	+	0	Di(a+b+)	0	0	+

表3 〈Case 02〉直接抗グロブリン試験

広範囲	抗 IgG	抗補体	対照
2+	2+	0	0

不規則抗体スクリーニングにおいて凝集を認めたため，次に同定検査を行いました（表4）．不規則抗体スクリーニングならびに同定検査の結果より，抗Eが否定できない抗体として考えられました（ヘテロ接合体・Ee赤血球には凝集を認めず，ホモ接合体・EE赤血球に1＋の凝集を認めます）．

表4　〈Case 02〉抗体同定

CELL	Rh					Kell		Duffy		Kidd		Lewis		P	MNS				Xg	Special Antigen	Sal	PEG IAT	IgG感作赤血球
	D	C	c	E	e	K	k	Fy^a	Fy^b	Jk^a	Jk^b	Le^a	Le^b	P1	M	N	S	s	Xg^a				
1	+	+	0	0	+	+	+	+	+	+	0	+	0	+	0	+	0	+	0		0	0	+
2	+	+	0	0	+	0	+	+	0	+	0	0	0	+	0	+	0	+	+		0	0	+
3	+	0	+	+	0	0	+	0	+	+	+	+	0	+	0	+	0	+	+		0	1+	NT
4	+	0	+	0	+	0	0	+	0	0	+	0	+	+	+	+	0	0	+		0	0	+
5	0	+	+	0	+	0	+	+	0	0	0	0	0	0	+	+	+	+	+		0	0	+
6	0	0	+	+	+	0	+	+	0	+	0	+	0	+	0	+	0	+	+		0	0	+
7	0	0	+	0	+	+	+	0	+	0	+	+	0	+	+	+	0	+	+		0	0	+
8	0	0	+	0	+	0	+	+	+	0	0	+	0	+	0	+	+	0	0		0	0	+
9	0	0	+	0	+	0	+	0	+	+	0	0	0	+	+	+	+	+	+		0	0	+
10	0	0	+	0	+	+	+	0	+	0	+	0	0	+	+	0	+	+	+		0	0	+
11	0	0	+	0	+	0	+	0	+	+	+	0	0	+	+	0	+	+	+		0	0	+
自己																					0	2+	NT

さらに，輸血されたRBC-LR-2のRh抗原（フェノタイプ）を調べると，CcEeでした．またDAT陽性であったことから，患者赤血球の抗体解離液による不規則抗体同定検査を実施したところ，抗Eの特異性が確認されました．

以上の結果より，患者は以前の妊娠で免疫されており，新たな抗原刺激を受けたことで，抗体の二次免疫応答を引き起こしたことが考えられました．

ポイント

不規則抗体を検出する手段として，不規則抗体スクリーニング赤血球（以下，スクリーニング赤血球）を用いた不規則抗体スクリーニングは，信頼性および感度において交差適合試験と比較し優れています．交差適合試験に用

Practice

いられる供血者赤血球は，遺伝子型によって対応する赤血球型抗原量が異なります．本症例のように，E抗原に対してホモ接合体・EE赤血球は，ヘテロ接合体・Ee赤血球に比べ，E抗原量が多いことが知られています（→p.68）．よって，供血者赤血球の抗原性がヘテロ接合体であると，交差適合試験のみでは低力価の抗体を検出できない場合があり（量的効果），不適合を検出する方法として最適とはいえません．

このような状況に対応し安全な輸血医療を提供するために，日本輸血・細胞治療学会が推奨する「輸血関連情報カード」を有効に活用するとよいでしょう．このカードは，輸血療法を実施する際に注意すべき下記のような点を複数の施設間で情報共有するためのものとなっています[5]．

- 溶血性輸血反応の原因となる不規則抗体を保有している場合
- 分子標的薬など，輸血検査に影響を及ぼす薬剤投与が行われている場合
- 造血幹細胞移植後，臓器移植後の患者など，ABO血液型の判定が困難になる可能性がある場合

（参考）DHTR[6]

定　義

赤血球輸血による抗原刺激で産生あるいは増加した抗体が，体内に残存する輸血赤血球と反応して溶血が起こり，24時間以降にそれに伴う発熱や貧血，黄疸，Hb値の低下，LDH・総ビリルビンの上昇，血色素尿などが出現する副反応を遅発性溶血性輸血反応（delayed hemolytic transfusion reaction；DHTR）とよびます．

原因と病態

不規則抗体陽性の患者に，その抗体と反応する赤血球が輸血された場合に生じるとされ，DHTRの多くは二次免疫応答により増加したIgG同種抗体が原因となります．過去の輸血や妊娠で前感作された患者に，対応抗原陽性の赤血球が輸血されると，抗原刺激により3～14日間程度で抗体が急激に増加し，輸血赤血球と反応して溶血反応（おもに網内系による血管外溶血）が起こります．重症例では腎不全を起こして死亡する症例も報告されています．

Practice

Case 03 | 問題

65 歳の男性．輸血歴あり．Hb：5.9 g/dL のため RBC-LR-2 の輸血依頼があった（WBC：6.6×10³/μL，PLT：206×10³/μL，AST：31 U/L，ALT：19 U/L，LD：256 U/L，TP：6.6 g/dL，Alb：4.1 g/dL，T-Bil：1.2 mg/dL）．

試験管法による血液型検査結果

ABO オモテ検査			ABO ウラ検査			ABO 判定	RhD		RhD 判定
抗 A	抗 B	結果	A₁赤血球	B 赤血球	結果		抗 D	Rh cont.	
0	4+	B 型	4+	0	B 型	B 型	4+	0	陽性

試験管法による不規則抗体スクリーニング

CELL	Rh					Kell		Duffy		Kidd		Lewis		P	MNS				Xg	Special Antigen	Sal	PEG IAT	IgG 感作赤血球
	D	C	c	E	e	K	k	Fyᵃ	Fyᵇ	Jkᵃ	Jkᵇ	Leᵃ	Leᵇ	P1	M	N	S	s	Xgᵃ				
1	+	+	0	0	+	0	+	0	+	+	0	+	0	+	0	+	+	0	+		0	0	+
2	+	0	+	+	0	0	+	+	+	0	+	0	+	+	+	+	0	+	+		0	0	+
3	+	0	+	+	0	+	+	+	0	+	+	0	+	0	+	0	+	0	+	Di(a+b+)	0	0	+

試験管法による交差適合試験

主試験		
Sal	PEG-IAT	IgG 感作赤血球
3+	3+	NT

Q1 | 本検査結果の問題点は何でしょうか？

Q2 | Q1 の問題点の原因としては何が考えられ，どのように対応すればよいでしょうか？

Practice

Case 03 解説

問題点

交差適合試験の Sal, PEG-IAT において, それぞれ「3+」の凝集を認めます.

考えられる原因

不規則抗体スクリーニング陰性で交差適合試験が陽性であった場合は, Case 01 と同様に次の可能性を考慮します.

(a) 低頻度抗原に対する同種抗体の存在
(b) 供血者赤血球の直接抗グロブリン試験 (DAT) 陽性
(c) 患者と異なる ABO 血液型の輸血用血液製剤
(d) 母親由来の不規則抗体, IgG 型抗 A/抗 B の存在

対　応

本症例においては, 輸血用血液製剤も患者と同型の B 型であることが確認されました. また患者の年齢から母親由来の不規則抗体, IgG 型抗 A/抗 B の存在は否定できます. よって, 供血者赤血球の DAT 陽性, もしくは低頻度抗原に対する同種抗体の存在が疑われます.

以上より, まず赤血球製剤 RBC セグメントの直接抗グロブリン試験を実施しました (**表 5**). また不規則抗体同定検査を追加実施しました (**表 6**). その結果, RBC セグメントの直接抗グロブリン試験は陰性, 不規則抗体同定検査では抗原表のパターンと一致せず, すべての抗体が消去されてしまいました.

表5 〈Case 03〉RBC セグメントの直接抗グロブリン試験

広範囲	抗 IgG	抗補体	対照
0	0	0	0

表6 〈Case 03〉抗体同定

CELL	Rh					Kell		Duffy		Kidd		Lewis		P	MNS				Xg	Special Antigen	Sal	PEG IAT	IgG 感作赤血球
	D	C	c	E	e	K	k	Fy^a	Fy^b	Jk^a	Jk^b	Le^a	Le^b	P1	M	N	S	s	Xg^a				
1	+	+	0	0	+	+	+	+	+	+	0	+	0	+	0	+	0	+	0		0	0	+
2	+	+	0	0	+	0	+	+	0	+	0	0	+	+	0	+	0	+	+		0	0	+
3	+	0	+	+	0	0	+	0	+	+	+	+	0	+	0	+	0	+	+		0	0	+
4	+	0	+	0	+	0	+	0	0	+	0	+	0	+	+	+	0	0	+		0	0	+
5	0	+	+	0	+	0	+	0	+	0	0	+	0	0	0	+	+	+	+		0	0	+
6	0	0	+	+	+	0	+	+	0	+	0	+	0	+	+	+	0	+	+		0	0	+
7	0	0	+	0	+	+	+	0	+	0	+	0	+	0	+	+	+	0	+		3+	3+	NT
8	0	0	+	0	+	0	+	+	0	+	0	0	+	0	+	0	+	+	0		0	0	+
9	0	0	+	0	+	0	+	0	+	+	0	+	0	0	0	+	0	+	+		0	0	+
10	0	0	+	0	+	0	+	+	0	+	0	+	0	+	0	+	+	0	+		0	0	+
11	0	0	+	0	+	0	+	0	+	+	+	0	0	+	+	+	0	+	+		0	0	+
自己																					0	0	+

　以上より，低頻度抗原に対する同種抗体の存在が考えられました．よって，取り寄せた別の製剤（もしくは別の在庫製剤）と，交差適合試験を再実施しました（**表7**）．また抗体の同定は専門機関にご協力いただき精査を行うこととしたので，同定するまでに時間が必要である旨を担当医へ伝えました．

表7 〈Case 03〉別の製剤との交差適合試験

主試験		
Sal	PEG-IAT	IgG 感作赤血球
0	0	+

Practice

ポイント

　今回の症例のように交差適合試験のみ陽性で，不規則抗体スクリーニング・同定検査が陰性，もしくは抗原表のパターンと一致しない場合には，低頻度抗原に対する同種抗体の存在を考えることになります．低頻度抗原に対する同種抗体は，輸血用血液製剤の選択において，当面考慮する必要性はありません．ただし，T＆S（タイプ・アンド・スクリーン）やコンピュータクロスマッチですり抜けることを考慮し，低頻度抗原に対する同種抗体を保有している，もしくはその存在を強く疑う場合は，交差適合試験で陰性を確認した製剤を選択する意義は高くなると思います．

　本症例では，赤血球製剤の直接抗グロブリン試験が陰性となり低頻度抗原に対する抗体が疑われましたが，考えられる原因の（a），（c），（d）がすべて否定され，赤血球製剤の直接抗グロブリン試験が「陽性」と判定される場合があります．赤血球製剤における直接抗グロブリン試験陽性の相談件数は，一年間に全国で供給された赤血球製剤のうち，約500件（0.015％）ほどあります．直接抗グロブリン試験陽性の赤血球製剤に対する対応は，最寄りの血液センターに確認しましょう．

Practice

Case 04 問題

52歳の男性．輸血歴なし．多発性筋炎と診断されている．
Hb：6.4 g/dL のため RBC-LR-2 の輸血依頼があった（WBC：4.8×10^3/μL，PLT：186×10^3/μL，AST：28 U/L，ALT：17 U/L，LD：256 U/L，TP：6.4 g/dL，Alb：3.8 g/dL，T-Bil：1.0 mg/dL）．

試験管法による血液型検査結果

ABO オモテ検査			ABO ウラ検査			ABO 判定	RhD		RhD 判定
抗A	抗B	結果	A_1赤血球	B赤血球	結果		抗D	Rh cont.	
4+	0	A型	0	4+	A型	A型	4+	0	陽性

試験管法による不規則抗体スクリーニング

CELL	Rh					Kell		Duffy		Kidd		Lewis		P	MNS				Xg	Special Antigen	Sal	PEG IAT	IgG 感作赤血球
	D	C	c	E	e	K	k	Fy^a	Fy^b	Jk^a	Jk^b	Le^a	Le^b	P1	M	N	S	s	Xg^a				
1	+	+	0	0	+	0	+	0	+	+	+	0	+	0	+	0	+	0	+		0	0	+
2	+	0	+	+	0	0	+	+	0	+	0	+	0	+	+	+	0	+	+		0	0	+
3	+	0	+	+	0	+	+	+	0	+	+	0	+	0	+	0	+	0	+	Di(a+b+)	0	0	+

試験管法による交差適合試験

主試験		
Sal	PEG-IAT	IgG 感作赤血球
0	w+	NT

Q1 | 本検査結果の問題点は何でしょうか？

Q2 | Q1 の問題点の原因としては何が考えられ，どのように対応すればよいでしょうか？

Case 04 解説

問題点

交差適合試験の PEG-IAT において，「w＋」の凝集を認めます．

考えられる原因

不規則抗体スクリーニング陰性で交差適合試験が陽性であった場合は，次の可能性を考慮します．

(a) 低頻度抗原に対する同種抗体の存在
(b) 供血者赤血球の直接抗グロブリン試験（DAT）陽性
(c) 患者と異なる ABO 血液型の輸血用血液製剤
(d) 母親由来の不規則抗体，IgG 型抗 A/抗 B の存在

しかし，今回の症例では上記の内容はすべて否定されました．では，一体何が交差適合試験に影響しているのでしょうか．

対　応

追加検査として不規則抗体同定検査を実施したところ，自己対照のみ「1＋」の凝集を認めました．そこで，直接抗グロブリン試験を実施しました（表 8）．

表8　〈Case 04〉直接抗グロブリン試験

広範囲	抗 IgG	抗補体	対照
1+	1+	0	0

直接抗グロブリン試験が陽性となったため，抗体解離試験後に不規則抗体同定検査を実施しましたが，すべて陰性と判定されました．患者に関する情報収集を行うと，免疫グロブリンの大量静注を実施しているとのことでした．このことから，免疫グロブリン製剤中に存在する抗 A の影響を考え，A_1赤血球との反応を観察しました（表 9）．

また投与された免疫グロブリンと同一 Lot の製剤にて，抗 A の抗体価測定を行ったところ，生理食塩液法で 1：2，LISS-IAT（低イオン強度溶液添加-間接抗グロブリン試験）にて 1：128 となりました．上記結果より，免疫グロブリン製剤中の抗 A が影響していることが考えられ，O 型 RBC との交差適合試験を行ったところ陰性となりました（**表 10**）．

表 9 〈Case 04〉患者赤血球の抗体解離試験

解離液と A₁赤血球との反応
PEG-IAT
1+

表 10 〈Case 04〉試験管法による交差適合試験（O 型 RBC）

主試験		
Sal	PEG-IAT	IgG 感作赤血球
0	0	+

輸血が必要な場合

　生体に残存する抗 A が消失するまで，赤血球製剤は O 型 RhD 陽性を，血漿・血小板製剤は A 型 RhD 陽性を選択することが推奨されます．

ポイント

　免疫グロブリン製剤は多くのドナーからのプール血漿より製造されるため，製剤中に高力価の抗 A や抗 B が存在する可能性があります[7]．Case 03 をはじめ，本症例に関しても，T ＆ S やコンピュータクロスマッチを導入している施設では気がつきにくいことも念頭に置いておきましょう．また患者の診断名や投薬歴などは，問題解決へのきわめて重要な情報になりますので，十分な確認を行いましょう．

MEMO

近年，成人領域で免疫グロブリン製剤大量療法（IVIG）の適応疾患が拡大されたことにより，免疫グロブリン製剤の使用量が増加する予測がある．本症例の多発性筋炎や皮膚筋炎における筋力低下の改善（ステロイド剤が効果不十分な場合にかぎる）では通常，成人には 1 日に人免疫グロブリンとして 400 mg/kg（体重）を 5 日間点滴静注する．

Practice

Case 05 | 問題

4歳の女児．輸血歴なし．肺炎球菌（*Streptococcus pneumoniae*）による髄膜炎ならびに敗血症と診断されている．血小板減少（PLT：$26 \times 10^3/\mu$L）および貧血進行（Hb：6.3 g/dL）を認めたため，RBC-LR-2と濃厚血小板-LR「日赤」（PC-LR-10）のオーダーがあった．

試験管法による血液型検査結果

ABO オモテ検査			ABO ウラ検査			ABO 判定	RhD		RhD 判定
抗A	抗B	結果	A₁赤血球	B赤血球	結果		抗D	Rh cont.	
4+	4+	AB型	0	0	AB型	AB型	4+	0	陽性

試験管法による不規則抗体スクリーニング

CELL	Rh					Kell		Duffy		Kidd		Lewis		P	MNS				Xg	Special Antigen	Sal	PEG IAT	IgG 感作 赤血球
	D	C	c	E	e	K	k	Fyᵃ	Fyᵇ	Jkᵃ	Jkᵇ	Leᵃ	Leᵇ	P1	M	N	S	s	Xgᵃ				
1	+	+	0	0	+	0	+	0	+	+	0	+	0	+	0	+	+	0	+		0	0	+
2	+	0	+	+	0	0	+	+	+	0	+	0	+	+	+	+	0	+	+		0	0	+
3	+	0	+	+	0	+	+	+	0	+	0	+	0	+	0	+	0	+	+	Di(a+b+)	0	0	+

試験管法による交差適合試験

主試験		
Sal	PEG-IAT	IgG 感作 赤血球
0	0	+

輸血実施2日後，溶血所見を認め，さらに追加でRBC-LR-2とPC-LR-10の輸血依頼があった．

試験管法による追加製剤との交差適合試験

副試験	
追加製剤	Sal
RBC	1+
PC	2+

Q1 | 本検査結果の問題点は何でしょうか？

Q2 | Q1の問題点の原因としては何が考えられ，どのように対応すればよいでしょうか？

Case 05 解説

問題点

患者は肺炎球菌（*S. pneumoniae*）感染症の小児であり，RBC と PC を輸血後数日で溶血所見が出現しています．また追加製剤との副試験において凝集を認めています．

考えられる原因

汎赤血球凝集反応（polyagglutination；PA）が考えられます．

ウイルスや細菌由来の酵素などの作用により，赤血球の表面構造が一部修飾され，潜在抗原（T，Tn，Tk など）が露出します．成人ヒト血漿（血清）中には抗 T，抗 Tn などが存在するので，新鮮成人ヒト血漿に汎凝集性の反応を呈することがあります[8]．これを汎赤血球凝集反応といいます．

対 応

診断名や副試験の結果より汎赤血球凝集反応を疑い，AB 型で不規則抗体陰性の成人ヒト血漿（血清）との反応や直接抗グロブリン試験の追加，専門機関へ精密検査をお願いしました．

追加検査

追加検査の結果を**表 11** に示します．これらの結果より，患者血球が T 抗原化し，汎赤血球凝集反応を呈していると考えられました．

Practice

表11 〈Case 05〉追加検査

3名分のAB型血漿と
患者赤血球との反応

AB型血漿	Sal
No. 1	1+
No. 2	3+
No. 3	2+

患者の直接抗グロブリン試験

広範囲	抗IgG	抗補体	対照
0	0	w+	0

直接抗グロブリン試験は陰性の場合もある.

専門機関での各種レクチンとの反応

レクチン	T	Tk	Tn	Th	患者
Arachis hypogaea	+	+	0	+	+
Salvia sclarea	0	0	+	0	0
Salvia horminum	0	0	+	0	0
Glycine soja	+	0	+	0	+

各種レクチンキットは現在販売されていない.

輸血が必要な場合

　血漿製剤の輸血は原則的に禁忌とされています. 赤血球・血小板製剤を輸血する場合は, 血漿成分の輸血を避ける必要があるため, 洗浄赤血球や洗浄血小板などを準備します. 緊急時に血漿成分を含む製剤をやむをえず輸血する際は, 副試験で凝集が弱い製剤を選択することが望ましいと思われます.

ポイント

　供血者の血液型検査と不規則抗体スクリーニングが正しく実施され, かつ供血者の血液型が患者の血液型と同型の場合には副試験は省略してよいとされています. ただし, 本症例のように重症感染症患者などにおいて, まれに赤血球膜が変化し, 製剤中に含まれる血漿中の抗Tなどと反応して凝集（汎赤血球凝集）を呈することがあります. 特に, 血漿交換や循環血液量が少ない児では注意が必要です. よって, 壊死性腸炎や重症感染症を認める児にお

いては，児の血液を用いて主・副試験を施行することが望ましい場合があります．

文献/URL

1）厚生労働省医薬・生活衛生局血液対策課：輸血療法の実施に関する指針．平成17年9月（令和2年3月一部改正）．https://www.mhlw.go.jp/content/11127000/000619338.pdf（2025年1月10日アクセス）

2）Smith, M. R., et al.：Allo-anti-E in an 18-day old-infant. *Transfusion*, **24**：540, 1984.

3）DePalma, L., et al.：Presence of the red cell alloantibody anti-E in an 11-week-old infant. *Transfusion*, **32**：177-179, 1992.

4）Maniatis, A., et al.：Neonatal immune response to red cell antigens. *Transfusion*, **33**：90-91, 1993.

5）日本輸血・細胞治療学会：輸血関連情報カードについて（医師向け）．http://yuketsu.jstmct.or.jp/wp-content/themes/jstmct/images/medical/file/reference/infocard_2.pdf（2025年1月10日アクセス）

6）日本臨床衛生検査技師会 監修：輸血・移植検査技術教本．丸善出版，2016.

7）ANNUAL SHOT REPORT 2014．https://www.shotuk.org/wp-content/uploads/myimages/report-2014.pdf（2025年1月10日アクセス）

8）認定輸血検査技師制度協議会カリキュラム委員会 編：スタンダード 輸血検査テキスト 第3版．医歯薬出版，2017.

PART

4

新生児・乳児の
輸血検査／
母児不適合妊娠の
輸血検査

PART 04　新生児・乳児の輸血検査／母児不適合妊娠の輸血検査

川畑絹代（福島県立医科大学附属病院　輸血・移植免疫部）

　生後1年未満の児を乳児といい，生後28日未満の乳児を特に新生児といいます．新生児・乳児は循環血液量が少ない，免疫学的に未発達である，各臓器機能が十分でない，などの理由から，輸血関連検査や輸血療法において成人とは異なった注意が必要となります．新生児・乳児から得られる検体量には限りがあるため，無駄のない効率的な検査を実施し，安全性を確保することが重要です．

　輸血関連検査は厚生労働省の『輸血療法の実施に関する指針』[1]や日本輸血・細胞治療学会の『赤血球型検査（赤血球系検査）ガイドライン』[2]に従って実施することが推奨されています．表1に成人と乳児における輸血関連検査のおもな違いについて示しました．本稿ではこれらの内容について述べていきます．

表1　成人と乳児における輸血関連検査の違い

検査項目	成　人	乳　児	理　由
ABO血液型検査	オモテ検査とウラ検査の結果が一致している場合に判定可．オモテ検査とウラ検査の結果が一致となる場合は，その原因を精査する．	オモテ検査の結果のみで暫定的に判定．	・乳児は自然抗体（IgM型抗A/抗B）の産生が不十分． ・ときに母親由来の移行抗体（IgG型抗A/抗B）を保有している．
不規則抗体検査	可能なかぎり交差適合試験に先立って実施する．	児への移行抗体（同種抗体）の存在を否定できれば，生後4か月になるまでの期間は検査を省略可．生後4か月以降は成人と同様に実施する．	生後間もない児では， ・採血できる量がきわめて少ない． ・免疫応答能が低い（不規則抗体の産生はまれ）．
交差適合試験	輸血予定日に先立つ3日以内に採血した検体を用いて実施する．	母親由来の移行抗体（IgG型抗A/抗B，不規則抗体）陰性が確認されていれば，生後4か月未満は検査省略可（コンピュータクロスマッチ適用可）．生後4か月以降は成人と同様に実施する．	

184

ABO 血液型検査

ABO血液型抗体は出生時には産生されておらず，生後3か月頃から産生されると考えられています．しかし乳児は免疫学的に未発達なため，自然抗体としての抗A，抗Bの産生が不十分です．一方，新生児では，胎盤を通過して母親から移行したIgG型の抗Aや抗Bを保有していることがあり，ウラ検査でも凝集を認める場合があります．そのため，新生児を含む乳児のABO血液型はオモテ検査の結果のみで暫定的に判定してよい，とされています．

ただし，輸血の可能性があり十分な検体量が得られる場合は，ウラ検査も実施することが推奨されています．輸血を目的とする場合は，乳児においても成人同様に異なる時点で採血された別検体で検査を行い，それぞれの判定結果が一致した場合に血液型を確定することが望ましいとされています．

また新生児はABO抗原も未熟であり，オモテ検査の抗Aおよび抗B試薬との反応で，部分凝集様の弱い反応を示す場合もあるので注意深く判定することが大切です．

正確な血液型を得るためには生後1〜2年以降，オモテ・ウラ検査の結果が一致する時期に検査を行い，確定することが推奨されます．

RhD 血液型検査

RhD抗原は胎児期から赤血球膜上に発現していて，新生児の抗原量は成人と同等です．したがって，成人と同様の検査を実施し，判定することができます．

不規則抗体検査

乳児は，免疫抗体産生能が不十分であり，特に新生児の保有する抗体は，ほとんどが母親由来の移行抗体です．この移行抗体が胎児・新生児溶血性疾患（hemolytic disease of the fetus and newborn；HDFN）や溶血性輸血反応（hemolytic transfusion reaction；HTR）の原因となるため，その有無を検査することが重要です．

しかし新生児の血液では十分な採血量を確保できず，不規則抗体検査を実施することは困難です．またHDFNに罹患している場合，原因抗体は不適合

の児赤血球に吸着され，児血漿（血清）中に残存する移行抗体は検出感度以下にまで低下している可能性があります．したがって，新生児の不規則抗体検査は，HDFN や HTR の原因となる抗体がすべて含まれている母親血液で実施することが推奨されています．母親血液が入手困難で，HDFN が疑われる場合には，臍帯血を用いることで検査に必要な検体量が得られます．

生後 4 か月未満の児が頻回の赤血球輸血を受ける場合，一度不規則抗体陰性が確認されていれば，以降この期間の不規則抗体検査は省略できます．生後 4 か月未満の児が輸血により同種抗体を産生することは，非常にまれなためです．生後 4 か月以降は可能なかぎり成人と同様に検査を実施します．

交差適合試験

乳児であっても，交差適合試験用の検体は血液型検査用検体とは別時点で採血した検体を用いることが推奨されています．原則的には，母親から移行した IgG 型抗体を検出できる間接抗グロブリン試験による交差適合試験を実施します．

壊死性腸炎や重症感染症患児の赤血球は，潜在抗原である T 抗原が露出し，すべての成人血漿（血清）と反応を示す汎血球凝集反応を起こすことがあります．このような症例では，交差適合試験の生理食塩液法副試験で陽性となるので注意しましょう．

生後 4 か月未満の児で交差適合試験の主試験が陽性であった場合は，以下のことを考慮します．

・O 型以外の赤血球を用いた場合は母親由来の抗 A/抗 B の存在
・母親由来の不規則抗体の存在
・まれに児が産生した不規則抗体の存在

コンピュータクロスマッチ

乳児においても，以下の条件を満たしていればコンピュータクロスマッチにより赤血球製剤を支給できます．

・コンピュータシステムが，結果の不一致や輸血製剤の選択の誤りを警告できること

・患者の ABO および RhD 血液型が 2 回以上異なる時点で採血された検体により確認されていること
・赤血球製剤の ABO 血液型がオモテ検査により施設で確認されていること
・不規則抗体陰性が確認されていること
・児の ABO 血液型と反応する IgG 型抗 A/抗 B 陰性が確認されていること

新生児・乳児への輸血製剤

製剤の選択

赤血球製剤は原則的に児と ABO 血液型および RhD 血液型が同型のものを準備しますが，生後 4 か月未満の児では，以下の状況に注意が必要です．

・**母親が臨床的意義のある同種抗体を保有している場合**：対応抗原陰性の赤血球製剤を選択します．
・**O 型以外の血液型の赤血球を輸血する場合**：母親由来の IgG 型抗 A/抗 B の有無を確認することが重要です．児の ABO 血液型赤血球と反応する IgG 型抗 A/抗 B の存在が認められた場合は，抗体が陰性化するまで O 型の赤血球を輸血します．移行抗 A/抗 B については，多くが生後 1 か月頃までには陰性化しているという報告もありますが[3]，O 型赤血球から児と同型の ABO 血液型赤血球に輸血を切り替える時は，必ず間接抗グロブリン試験による検査を行い，抗体の陰性化を確かめましょう．

製剤の分割

新生児への輸血では，1 回に必要とされる輸血量は少量ですが，複数回にわたって輸血が必要となる場合が多くあります．製剤の有効利用，曝露供血者数を減らすことによる輸血後感染症リスク削減のために，製剤を無菌的に分割して使用することが推奨されます．

輸血後移植片対宿主病（PT-GVHD）予防

PT-GVHD（post-transfusion graft-versus-host disease）は，受血者に排除されず増殖した輸血製剤中のリンパ球が受血者の HLA 抗原を認識し，受血者の骨髄・皮膚・肝臓などの体組織を攻撃障害する致死率の高い疾患です．PT-GVHD の有効な予防法は，放射線を照射した製剤の使用です．放射

線を照射するとリンパ球の DNA が障害され，リンパ球の分裂増殖能が失われるためです．新生児，特に未熟児では，免疫機能が低く非自己を認識する機能が弱いので，PT-GVHD に陥りやすい状態にあります．輸血用血液製剤への放射線照射により PT-GVHD を防止することが大切です．

高カリウム血症予防

赤血球製剤においては，赤血球からカリウムイオンが漏出し，保存に伴い上清中のカリウム値が上昇します．また製剤への放射線照射も，上清カリウム値上昇の要因となります．カリウム濃度の高い製剤の輸血は心機能を低下させるため，未熟児への輸血や新生児・乳児への大量輸血の際には以下の対応が推奨されます．

- ・できるだけ新鮮な血液を使用する
- ・放射線照射後，速やかに使用する
- ・カリウム吸着フィルターを使用する

胎児・新生児溶血性疾患（HDFN）

母体が保有する IgG 型の赤血球抗体が胎盤を通して児に移行し，児の赤血球上の対応抗原に結合して児の網内系で破壊（溶血）され，貧血や黄疸，重篤な場合には胎児水腫，新生児死亡にいたることもある疾患です．母親が赤血球抗体を産生する原因としてもっとも多いのが，分娩時や妊娠中に微量の胎児血が母体に流入する母児間輸血（経胎盤出血）です．胎児が持つ父親から遺伝した母親にはない血液型抗原に対して免疫応答を起こし，同種抗体が産生されます．

ABO 血液型不適合による HDFN（ABO-HDFN）

ABO-HDFN は，日本人の HDFN の 6〜7 割を占めています．多くは軽症ですが，まれに重症例があり，核黄疸や胎児水腫をきたす場合があります．

ABO-HDFN の原因抗体は，母親から児に移行した IgG 型の抗 A や抗 B です．A 型や B 型のヒトが保有する抗 B，抗 A は一般的に IgM 型が主体ですが，O 型のヒトは高力価の IgG 型抗 A や抗 B を保有していることがあります．そのため，ABO-HDFN は母親が O 型，児が A 型または B 型の組み合わせがほとんどです．正常規則抗体の抗 A や抗 B が原因抗体のため，第 1 子でも起こりえますが，発症するのは母親の IgG 型の抗 A/抗 B 抗体価が 512

倍以上と高い場合です.

ABO-HDFN が重症化しにくい理由として,

- ・A，B 抗原は赤血球以外の組織や細胞，体液にも存在し，児に移行した IgG 型の抗 A/抗 B が中和される.
- ・胎児，新生児赤血球上の A，B 抗原は分岐が未発達で，抗原決定基数は成人のほぼ 3 分の 1 程度である.
- ・抗 A，抗 B のサブクラスは IgG1 と IgG2 が主体で，溶血が重症化しやすい IgG3 が関与しない.

などが考えられています. 抗 A，抗 B は補体結合性があり，ABO 不適合輸血では補体が関与し重篤な血管内溶血を発症しますが，ABO-HDFN では原因抗体が 1 分子では補体活性を起こせない IgG 型であること，新生児の赤血球上の A，B 血液型抗原決定基が少ないことなどがあり，血管内溶血ではなく，網内系でマクロファージに貪食されて赤血球が破壊される血管外溶血が起こります.

RhD 不適合による HDFN（RhD-HDFN）

多くは，RhD 陰性の母体血中に第 1 子の RhD 陽性胎児の血液が流入する母児間輸血により産生された IgG 型の抗 D が，次の妊娠時に胎盤を通過して第 2 子の血中に移行し，児の赤血球が破壊されることで発症します.

RhD 抗原は赤血球以外の細胞には発現しておらず，RhD-HDFN は重篤化することが多いため，RhD 陰性の妊婦に対して抗 D ヒト免疫グロブリン（RhIG）の投与を行い，RhD-HDFN を予防する管理がなされています. そのため，現在 RhD-HDFN は激減しています.

その他の血液型不適合による HDFN（表 2）

日本人は E 抗原陽性者と陰性者の割合がほぼ 50％ずつで，抗 E が産生される頻度が高く，不規則抗体を原因とした HDFN で，国内での報告がもっとも多いのは RhE 不適合によるものです. RhE 不適合による HDFN は RhD-HDFN に比べ一般的に軽症ですが，胎児水腫を発症し，胎児輸血や新生児の交換輸血が必要となることもあります. また抗 E 保有者は抗 c も保有していることが多く，抗 E ＋抗 c による HDFN にも注意が必要です.

その他，日本では Diego 血液型の不適合による HDFN も重要です. 白人，黒人はほぼ Di（a−b＋）ですが，日本人は約 10％が Di（a＋）で，Di（b−）も約 0.2％いて，抗 Di^{a}や抗 Di^{b}を原因とした HDFN が報告されています. 特

表2　日本人のHDFNに関与する赤血球抗体の特異性

血液型	重要	可能性あり		関与しない
		高い	低い	
Rh	D Rh17（D--が産生）	E（まれに重症） G（D+Cに混在）	C c（白人では重要）	
Kell	K, Ku, k, Js^b	Kp^a, Kp^b, Js^a		
Diego	Di^b	Di^a		
MNS	U	M（ときに重篤）	S, s	
Duffy	Fy^a		Fy^b	
Kidd	Jk^a		Jk^b	
JR		Jr^a（日本人ではときに重篤）		
P1PK	PP1PK			P1
Lewis				Le^a, Le^b
Lutheran				Lu^a, Lu^b
Xg				Xg^a
JMH				JMH
KANNO				KANNO1
HLA抗体				Bg^a, Bg^b, Bg^c

（大戸斉；2018[4]）をもとに作成）

に抗Di^{b}によるHDFNでは交換輸血が必要となる重症例も報告されています．

　他にも，日本では欧米に比べ，抗Mや抗Jr^{a}を原因とした重症のHDFNが報告されています．抗Mの多くは胎盤通過性のないIgM型ですが，まれにIgG型成分を含んでいて低力価でも重篤な胎児貧血を発症することがあるので，注意が必要です[5]．

HDFNの輸血関連検査

母体のための検査

　妊娠前期（〜15週）に，ABO・RhD血液型検査と不規則抗体スクリーニングを実施します．不規則抗体は妊娠前期に陰性であっても，その後産生される場合もあるため，妊娠後期にも検査を実施することが推奨されています．HDFNの原因となりうる不規則抗体が陽性の場合は，定期的に抗体価を

モニタリングし，抗体価の上昇が認められた場合はHDFN発症の可能性を考え，対応について確認します．

RhD-HDFNでは母親の抗Dが8〜32倍以上で胎児貧血の発症を考慮しますが，その他の不規則抗体では基準がなく，RhD-HDFNの基準に準じた対応がとられています．また前回から2管差以上の抗体価の上昇（抗体価4倍以上）が認められた場合は，速やかに臨床へ報告するようにしましょう．

RhD陰性妊婦については，妊娠初期の検査で抗Dを保有していないことが確認されても，さらに妊娠28週前後および分娩直後にも不規則抗体スクリーニングを行い，抗Dが産生されていないことを確認します．また妊娠28週時点で抗体が陰性であれば，その後の抗D産生予防のために，RhIGの投与を行います[6]．

患児の輸血関連検査

HDFNの発症が疑われる患児の検査では，検体量を多く得られる臍帯血を用いることが推奨されます．ただし，臍帯血には臍帯動脈および臍帯静脈周囲のワルトンゼリー（Wharton's jelly）が混入している場合があります．ワルトンゼリーは非特異凝集反応の原因となることがあるため，赤血球は必ず生理食塩液で洗浄してから検査に用いるようにします．

ABO血液型検査

HDFN患児においてもABO血液型はオモテ検査の結果から判定します．ウラ検査を実施した場合は，HDFNの原因抗体によりA_1およびB赤血球試薬との凝集を認めることがあります．

RhD血液型検査

RhD-HDFNに罹患している児の赤血球のD抗原は，母親由来のIgG型抗Dによって覆われているため，抗D試薬との反応が阻止され，本来陽性となるべき反応が偽陰性を呈することがあるので注意が必要です．このような場合は，児赤血球をクロロキン二リン酸やグリシン・塩酸/EDTAなどで処理し，母親由来の抗Dを解離した後に再検査し判定します．児がRhD陽性の場合は，母親の抗D産生防止のために，出産後72時間以内にRhIGを投与します．血液型検査の結果は速やかに報告するように心がけましょう．

その他の血液型抗原検査

母親が保有している不規則抗体に対する血液型抗原検査を実施します．

IgG 型抗 A/抗 B の確認

児の ABO 血液型と反応する IgG 型抗 A/抗 B の有無を確認するために，ABO 血液型ウラ検査用の A_1/B 赤血球試薬を用いて間接抗グロブリン試験を実施します．母親が IgG 型の不規則抗体を保有している場合は，その影響を避けるため，検査には対応抗原陰性の A/B 赤血球を用いる必要があります．

不規則抗体検査

母親から児に移行した HDFN の原因抗体は，児の赤血球に結合し消費されていて検出感度以下になっている場合もあり，児の血漿（血清）を用いた不規則抗体検査は無理に実施する必要はありません．患児の不規則抗体検査の検体としては，むしろ母親の血液が望ましいです．

直接抗グロブリン試験（DAT）と抗体解離試験

母親の不規則抗体が原因となる HDFN では，母親からの IgG 型移行抗体が児の赤血球に結合し，一般的に DAT が陽性となります．

一方，ABO-HDFN では DAT 陰性の場合も多くあります．新生児赤血球上の A，B 抗原の数が少ないことや，抗 A/抗 B が結合した児赤血球は網内系でマクロファージに貪食され，循環血中から速やかに消失するためと考えられています．

HDFN を疑う場合は，DAT の結果にかかわらず，抗体解離試験を実施しましょう．DAT で検出できない抗体でも，抗体解離の濃縮効果によって検出できることがあるからです．

輸血製剤の選択と交差適合試験

移行抗体を保有している新生児に使用される輸血用血液製剤を**表3**に示しました．赤血球製剤は，移行抗体への対応抗原が陰性の血液型製剤を選択します．児が RhD 陰性の場合は赤血球に加え，血小板，血漿製剤も RhD 陰性製剤を用いるように努めましょう．

交差適合試験は，必ず間接抗グロブリン試験まで実施します．母児の ABO 血液型が同型，または母親が児の ABO 血液型に対する抗体を保有しない組み合わせの場合は，母親の血液を用いて交差適合試験の主試験を行うことができます．

表3 移行抗体保有時に使用される輸血用血液製剤

	赤血球製剤	血小板・血漿製剤*
児の ABO 血液型に対する 移行抗 A/抗 B あり	O 型	AB 型または 患児と ABO 同型
ABO-HDFN	O 型 合成血（O 型赤血球＋AB 型血漿）	AB 型
RhD-HDFN	ABO 同型 RhD 陰性	ABO 同型
その他の血液型不適合による HDFN （児の ABO 血液型に対する 移行抗 A/抗 B なし）	ABO 同型で対応抗原陰性	ABO 同型
その他の血液型不適合による HDFN （児の ABO 血液型に対する 移行抗 A/抗 B あり）	O 型で対応抗原陰性	AB 型または 患児と ABO 同型

＊：児が RhD 陰性の場合は，RhD 陰性製剤の使用が望ましい.

　最後に，模擬症例で実際の検査の流れを考えてみましょう.

Practice

Case 問題

RhE 母児不適合妊娠による HDFN 疑いの児の検査依頼がありました．提出された検体は臍帯血 5 mL です．臨床から「交換輸血の可能性がある」とコメントがあります．

Q │ どのように検査を進めればよいでしょうか？

Case 解説

検査の進め方

HDFNの検査では，はじめに母親の情報を確認することがとても重要です．この情報をもとに検査を進めていきます（図1）．

図1 HDFNの検査の進め方

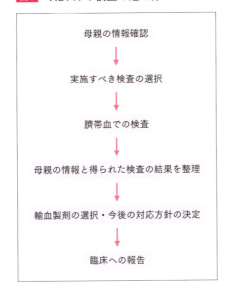

検査結果

母親の情報確認

[妊娠・輸血歴] 3回の妊娠，2回出産（今回は第3子），輸血歴なし
[ABO・RhD血液型] O型 RhD陽性
[不規則抗体検査・抗体価] 抗E：256倍（Sal-IAT）（出産3日前）

実施すべき検査の選択

母親の情報から児に移行する抗体は何かを考えます．まずは抗E，そして本症例では母親がO型なので，IgG型抗A，抗Bが考えられます．したがって，これらの移行抗体による母児不適合の有無を検査します．実施すべき検査は次のとおりです．

Practice

① ABO・RhD 血液型検査
② その他の血液型検査（E 抗原の有無を調べる）
③ 直接抗グロブリン試験（DAT）
④ 抗体解離試験
⑤ 不規則抗体スクリーニング・抗体同定（・抗体価）

臍帯血での検査

臍帯血に含まれるワルトンゼリーの影響を避けるため，赤血球は必ず生理食塩液で洗浄してから検査に用いるようにします．

[ABO・RhD 血液型] ABO 血液型のウラ検査は，移行抗 A/抗 B や母親由来の不規則抗体の影響を受けることがあるため，ABO 血液型はオモテ検査の結果から判定します（**表 4**）.

表4 症例の ABO・RhD 血液型検査結果

ABO オモテ検査		ABO ウラ検査		RhD 検査	
抗 A	抗 B	A₁ 赤血球	B 赤血球	抗 D	Rh cont.
0	4+	未実施	未実施	4+	0

判定：B 型 RhD 陽性

[その他の Rh 血液型] C−c+E+e+
[DAT] 陽性（抗 IgG：3+，抗補体：陰性）
[抗体解離試験] 陽性（特異性：抗 E）
[不規則抗体検査] 抗 E：64 倍
[追加検査] 母親が O 型，児が B 型のため，抗 B の移行抗体の有無の確認が必要です．抗 E の影響を避けるため，E−の赤血球を用いて検査します（**表 5**）.

表5 症例の追加検査

	B 型 ee　赤血球		O 型 ee　赤血球	
	生食法	PEG-IAT	生食法	PEG-IAT
臍帯血血漿	0	1+	0	0
解離液	NT	0	NT	0

判定：移行抗体の抗 B あり

生食法：生理食塩液法，PEG-IAT：ポリエチレングリコール-間接抗グロブリン試験，NT：未検査.

結果の解釈

以上の結果より，RhE不適合のHDFNにABO不適合が重なっていたことが判明しました．

輸血製剤の選択

交換輸血を行う場合は，O型E陰性RBCとAB型FFP（またはB型FFPでもよい）を用います．

臨床医への報告

児はE陽性であり，臍帯赤血球の解離液中に抗Eが認められました．RhE不適合によるHDFNが疑われます．また母親より抗Bも移行していることが確認されたため，交換輸血を行う場合はO型RhD陽性でE陰性RBCとAB型FFPを依頼してください．

本症例のポイント

☑ 不規則抗体によるHDFNを疑う症例では，移行抗体のIgG型抗A/抗Bの存在を見逃しがちです．母親の情報をよく確認し，児に移行しうる抗体は何かを考えて検査を進めるようにしましょう．

Practice

文献/URL

1）厚生労働省医薬・生活衛生局血液対策課：輸血療法の実施に関する指針．平成17年9月（令和2年3月一部改正）．https://www.mhlw.go.jp/content/11127000/000619338.pdf（2025年1月10日アクセス）

2）日本輸血・細胞治療学会 赤血球型検査ガイドライン小委員会：赤血球型検査（赤血球系検査）ガイドライン（改訂4版）．日本輸血細胞治療学会誌，**68**（6）：539-556，2022．

3）Shaikh, S., et al.：Clearance of maternal isohemagglutinins from infant circulation (CME). *Transfusion*, **51**：938-942, 2011.

4）大戸斉：第IV章 新生児溶血性疾患と母児免疫．輸血学 改訂第4版（前田平生，他 編著）．中外医学社，2018．

5）Yasuda, H., et al.：Hemolytic disease of the fetus and newborn with late-onset anemia due to anti-M：a case report and review of the Japanese literature. *Transfus. Med. Rev.*, **28**：1-6, 2014.

6）日本産科婦人科学会，日本産婦人科医会：産婦人科診療ガイドライン産科編2023．pp.35-37，日本産科婦人科学会，2023．

PART
5

造血幹細胞移植患者の
移植前後の輸血検査・
輸血療法

PART
05

造血幹細胞移植患者の移植前後の輸血検査・輸血療法

水村真也（虎の門病院　輸血・細胞治療部）

本稿では，造血幹細胞移植前後で必要な輸血検査とその考え方，また輸血用血液製剤の選択について解説していきます．造血幹細胞移植前後の輸血検査で必要な知識・基本的な用語などを前半に解説し，後半は模擬症例検討を中心に，よりスキルアップを目指すためのパートにしています．なお，造血幹細胞移植前の輸血検査は多岐にわたるため，後半の模擬症例検討では造血幹細胞移植後の血液型検査を中心に解説していきます．

輸血検査で必要な造血幹細胞移植に関する知識

造血幹細胞

赤血球，白血球，血小板などの血液細胞を持続的かつ安定的に供給している少数の細胞群で，自己再生能と分化能を保持しています．骨髄ばかりでなく，末梢血や臍帯血中にも存在します．

造血幹細胞移植

通常の化学療法などで治すことが難しい血液のがん（白血病，骨髄腫，悪性リンパ腫など）や免疫不全症に対して，完治させることを目的として行う治療です．自分自身の造血幹細胞を用いる自家移植と，ドナー（提供者）から提供された造血幹細胞を用いる同種移植に分けられます．

造血幹細胞移植の種類

同種造血幹細胞移植は移植に用いる細胞の違いにより，骨髄移植，末梢血幹細胞移植，臍帯血移植の３種類に分けられます．自家移植は自身の造血幹細胞を採取・保存し移植に用いるため，現在では移植の種類としてはおもに末梢血幹細胞移植（自家末梢血幹細胞移植）のみとなります．

ABO血液型不適合造血幹細胞移植

同種造血幹細胞移植は，患者とドナーのABO（RhD含む）血液型が異なっ

ていても移植可能です．ABO 血液型が異なる移植のことを ABO 不適合移植または ABO ミスマッチ移植といいます．

また患者とドナーの血液型の組み合わせにより，ミスマッチの名称や移植後の輸血用血液製剤の使用血液型が変わってきます（**表1**）．

表1 同種造血幹細胞移植における血液製剤の選択[1]

血液型	不適合	血液型		輸血	
		ドナー	患者	赤血球	血小板・血漿
ABO 血液型	主不適合	A	O	O	A（もしなければ AB も可）
		B	O	O	B（もしなければ AB も可）
		AB	O	O	AB
		AB	A	A（もしなければ O も可）	AB
		AB	B	B（もしなければ O も可）	AB
	副不適合	O	A	O	A（もしなければ AB も可）
		O	B	O	B（もしなければ AB も可）
		O	AB	O	AB
		A	AB	A（もしなければ O も可）	AB
		B	AB	B（もしなければ O も可）	AB
	主副不適合	A	B	O	AB
		B	A	O	AB
Rh（D）抗原	主不適合	D＋	D－	D－	D＋
	副不適合	D－	D＋	D－	D＋

主不適合（メジャーミスマッチ）5種類，副不適合（マイナーミスマッチ）5種類，主副不適合（メジャーマイナーミスマッチ）2種類，RhD ミスマッチ2種類がある．

① 主不適合（major mismatch；メジャーミスマッチ）

⇒患者がドナー血液型抗原に対する抗体（抗 A，抗 B）を持つ場合

赤血球製剤は患者が持つ抗体と反応しないもの，血漿・血小板製剤はドナー血液型抗原に対する抗体のないものを選択します．

② 副不適合（minor mismatch；マイナーミスマッチ）

⇒ドナーが患者血液型抗原に対する抗体（抗 A，抗 B）を持つ場合

赤血球製剤はドナーの持つ抗体と反応しないもの，血漿・血小板製剤は患者赤血球に対する抗体のないものを選択します．

③ 主副不適合（major and minor mismatch：メジャーマイナーミスマッチ）

⇒患者がドナー血液型抗原に対する抗体を持ち，かつドナーが患者血液型抗原に対する抗体を持つ場合

赤血球製剤はO型，血漿・血小板製剤はAB型を使用します.

ABOミスマッチ移植における輸血用血液製剤の血液型変更は，一般的に移植の前処置（移植前に行う大量の化学療法や全身への放射線照射など）が始まった段階で行います.

RhD血液型不適合造血幹細胞移植

RhD不適合移植は，赤血球製剤はRhD陰性，血漿・血小板製剤はRhD陽性を使用します.

① RhD主不適合（RhD major mismatch；RhDメジャーミスマッチ）

⇒患者のRhD抗原が陰性で，ドナーがRhD抗原陽性の場合

赤血球製剤はRhD陰性，血漿・血小板製剤はRhD陽性を使用します．患者に不規則抗体として抗Dが存在する，または抗Dが産生される可能性があるものとしてRhD陰性の赤血球製剤を選択します.

② RhD副不適合（RhD minor mismatch；RhDマイナーミスマッチ）

⇒患者のRhD抗原が陽性で，ドナーがRhD抗原陰性の場合

赤血球製剤はRhD陰性，血漿・血小板製剤はRhD陽性を使用します．ドナーが不規則抗体として抗Dを保有している，または抗Dが産生される可能性があるものとしてRhD陰性の赤血球製剤を選択します.

造血幹細胞移植前後に行う輸血検査

移植前

血液型検査，不規則抗体検査，HLA（ヒト白血球抗原）検査，抗HLA抗体検査，抗A，抗B抗体価測定（必要時），末梢血幹細胞採取液のCD34陽性細胞数測定などを行います.

移植後

移植後血液型検査，不規則抗体検査，直接抗グロブリン試験（direct anti-globulin test；DAT），必要に応じて抗A，抗B抗体価測定，赤血球抗原定

量，抗 HLA 抗体検査を行います．

ABO ミスマッチ造血幹細胞移植後の血液型検査と輸血療法

> **MEMO**
> **生着**：ドナー由来細胞の造血が始まること．

　ABO ミスマッチ移植後にドナー由来細胞が生着し，血液型がドナー血液型へ変化していきます．ドナー血液型への変更は，輸血用血液製剤の血液型選択も変更となるため，慎重に行います．ドナー血液型への変更は ABO 不適合同種造血幹細胞移植の輸血療法[2]に準じて行いますが，ミスマッチ別に変更条件が異なります．

ABO メジャーミスマッチ

　患者由来のドナー血液型抗原に対する抗Aまたは抗Bが検出されず，DAT が陰性化したらドナー血液型へ変更可能です．

ABO マイナーミスマッチ

　患者由来の赤血球が検出されなくなったら，ドナー血液型へ変更可能です．

ABO メジャーマイナーミスマッチ

　患者由来のドナー血液型抗原に対する抗Aまたは抗Bが検出されず，DAT が陰性化し，患者由来の赤血球が検出されなくなったら，ドナー血液型へ変更可能です．

ドナー血液型への変更条件

　前項であげたドナー血液型変更条件は，一般的な変更条件となります．詳細な部分は標準化されていないため，各施設で移植後血液型精査におけるドナー血液型変更条件を決めておくことが重要です（**表2**）．

表2　ドナー血液型への変更基準（虎の門病院の例）

不適合	変更基準
主不適合	・直近3か月以内に輸血歴がない ・試験管法の結果を採用する ・直接抗グロブリン試験陰性 ・ドナー血液型抗原に対する患者由来抗Aまたは抗Bの消失 ・オモテ検査でドナー血液型抗原が部分凝集なく検出
副不適合	・直近3か月以内に輸血歴がない ・試験管法の結果を採用する ・直接抗グロブリン試験陰性 ・オモテ検査で患者由来血液型抗原の消失
主副不適合	・主不適合と副不適合両方の基準を満たす場合

ドナー血液型への変更にあたり問題となる点

・移植後血液型検査に用いる検査法
・輸血歴（過去3か月以内に輸血歴があった場合の検査結果解釈）
・血液型オモテ検査での部分凝集（オモテ検査で部分凝集がみられた場合の変更可否）　　　　　　　　　　　　　　　　　　　　　　　　　　　　　　　　など

> **注意点**
>
> 移植後血液型検査は，どの施設でも用いられている試験管法を推奨する．移植後の血液型検査で自動輸血検査装置によるカラム法を用いる場合は，サンプリングノズルが血球沈渣最下層でサンプリングするため，比重の軽い新しいドナー由来赤血球を的確にサンプリングしない問題[3]があり，注意が必要である．また自動機器判定用カメラの感度が試験管法の部分凝集検出より劣る場合があることから，試験管法に比べ部分凝集の検出漏れが起こる可能性がある[4]．

MEMO

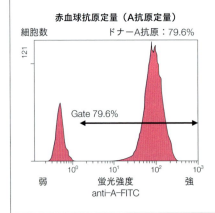

　フローサイトメトリー赤血球抗原定量は，フローサイトメトリーなどを使用して凝集血球と非凝集血球の割合を算出し，凝集血球の割合が施設で定めた割合以上（または以下）の場合にドナー血液型へ変更する方法です．

　赤血球を固定して，対応する抗血清との一次反応，標識抗体との二次反応後にフローサイトメーターで蛍光値を測定し，抗血清に反応する赤血球の割合を求めます．測定にはフローサイトメーターが必要なことに加え，陽性血球の割合が何％以上（または以下）ならドナー血液型へ変更可能かなど，事前に自施設で検討する必要があります．

　次ページからは造血幹細胞移植後患者のCASE STUDYです．移植後の血液型推移や移植患者特有の注意点・病態について理解を深めていきましょう．

Practice

Case 01 | 問題

血液内科医師より造血幹細胞移植後の血液型検査依頼がありました.

【患者背景】62歳の男性. 3か月前に臍帯血移植実施(患者血液型は「O型RhD陽性」, ドナー血液型は「A型RhD陽性」). 過去3か月以内にO型赤血球液輸血歴あり. 輸血用血液製剤は, 赤血球製剤:O型, 血漿・血小板製剤:A型を使用中.

【主治医からのコメント】
患者は現在も輸血依存が続いているが, ドナー血液型への変更は可能か?

試験管法による血液型検査結果

ABO オモテ検査			ABO ウラ検査			ABO 判定	RhD		
抗A	抗B	判定	A₁血球	B血球	判定		抗D	Rh cont.	RhD判定
mf	0	保留	0	4+	A型	判定保留	4+	0	陽性

DAT	
抗IgG血清	陰性対照
0	0

mf:部分凝集.

Q1 | ミスマッチの種類は何でしょうか?

Q2 | 血液型検査結果に問題点はありますか?

Q3 | 血液型検査結果から移植後のドナー血液型への変化を考えてみましょう.

Q4 | ドナー血液型への変更可否について考えてみましょう.

Q5 | 臨床医への報告と輸血用血液製剤の血液型について考えてみましょう.

Practice

Case 01 | 解説

問題点

ABOオモテ検査の抗Aに対して部分凝集を認めます．ABOオモテ検査で部分凝集を認めるため，ABO血液型の判定が保留となっています．また過去3か月以内に赤血球輸血歴がある検体での血液型検査結果です．

考え方

ミスマッチの種類

患者O型，ドナーA型のメジャーミスマッチ．

ドナー血液型への変化

ドナーA抗原と患者由来抗Aの推移は図1のようになります．移植後150日までに90％の患者がドナー血液型抗原に対する抗Aを消失し[4]，この時期にはDATも陰性化します．

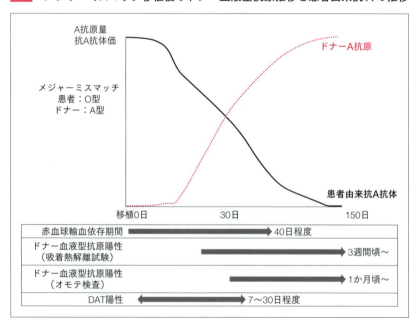

図1 メジャーミスマッチ移植後のドナー血液型抗原推移と患者由来抗Aの推移

ドナー血液型抗原の検出については，移植後150日ほど経過してもオモテ検査で部分凝集を示す症例もあります[4]．

ドナー血液型への変更可否

過去3か月以内にO型赤血球液の輸血をしています．血液型検査の基本として正確な検査結果が得られているかという観点から，輸血の影響を受けている本検査結果はそのまま承認せず，直近3か月以内に輸血歴がない時点での再検査を推奨します．

臨床医への報告例

輸血の影響により正確な血液型が判定できません．患者は輸血依存状態であり，現時点でドナー血液型への変更は不可と考えます．輸血依存から脱却し，直近3か月以内に輸血歴がない状態での再検査を推奨します．現状で輸血を行う場合は，赤血球製剤はO型を，血漿・血小板製剤はA型（またはAB型も可）を使用します．

血液型変更時の注意点

部分凝集ありでドナー血液型への変更を認めている施設は，相対的にドナー血液型への変更が早くなります．しかし，図1に示した期間（移植後150日程度）は再発を認める症例も散見されます．赤血球の寿命は約120日と長く，臨床上の再発所見と血液型検査結果が結びつかないことが多々あります．「ドナー血液型へ変更後に実は再発していて，再移植を行うためにふたたび血液型を変更する」という場合は，現場の医師や看護師が混乱し，医療安全の観点から好ましくありません．血液型を変更する際は，カルテをチェックするなど臨床所見も重視しましょう．

注意点
ドナー血液型への変更可否は，施設により変更条件が異なる．

MEMO
ABOメジャーミスマッチ移植の場合，多くは移植後150日頃までにドナー血液型抗原に対する抗Aや抗Bが消失し，この頃までにDATも陰性化する（図1）．しかし，DAT陽性やドナー血液型抗原に対する抗体が残存している場合は，ドナー由来赤血球造血の遅延や赤芽球癆（PRCA）が考えられるため，DAT陽性血球の解離試験や抗A，抗B抗体価測定を適宜実施する．

─ 本症例のポイント ─

- ☑ メジャーミスマッチのドナー血液型抗原の検出時期，および患者由来抗体の消失時期を理解しましょう．
- ☑ 移植後血液型精査におけるドナー血液型への変更条件を自施設で決めておくことが大切です．
- ☑ 検査結果だけではなく，輸血歴や再発の有無なども必ずチェックすることが重要です．

Practice

Case 02 | 問題

担当医より赤血球輸血後に溶血所見があるとの報告がありました.

【背景】55 歳の男性. 2 年前に骨髄移植実施(患者血液型は「O 型 RhD 陽性」, ドナー血液型は「A 型 RhD 陽性」). 過去 3 か月以内に輸血歴なし. <u>1 年前に移植後血液型検査を行い, ドナー血液型である「A 型」に変更済み</u>. 再発による貧血のため, 昨日 A 型赤血球液 2 単位を輸血.

【輸血前検査】不規則抗体スクリーニング:陰性. クロスマッチ用検体のオモテ検査で A型を確認し, コンピュータクロスマッチ＊で製剤供給.

Q1 | ミスマッチの種類は何でしょうか?

Q2 | 追加したほうがよい検査があればあげてください.

Q3 | 輸血前検査に問題点はありますか?

Q4 | 溶血を起こした原因は何でしょうか?

＊コンピュータクロスマッチ:交差適合試験(クロスマッチ)の代わりにコンピュータを用いて患者と血液製剤の血液型を照合(適合確認)し, 輸血する方法.
『赤血球型検査(赤血球系検査)ガイドライン』[5]では, 「血液型異型の造血幹細胞移植歴があり, 輸血歴や現在の血液型を輸血管理システムなどで適切に管理できている場合は, 確認作業を徹底し慎重に行う」とされ, 適応から除外されているわけではない.
『コンピュータクロスマッチに適合する患者の条件と輸血管理システムに必要な条件(改訂 2 版)』[6]も参照のこと.

Case 02 解説

ミスマッチの種類

患者O型，ドナーA型のメジャーミスマッチ．

追加検査

追加試験①：試験管法による血液型検査（表3）

不規則抗体検査が陰性だったため，規則抗体による反応を疑い，血液型検査を実施します．

表3 〈Case 02〉追加の血液型検査

ABO オモテ検査			ABO ウラ検査			ABO 判定	RhD		
抗A	抗B	判定	A₁血球	B血球	判定		抗D	Rh cont.	RhD 判定
4+	0	A型	2+	4+	O型	判定保留	4+	0	陽性

追加試験②：PEG-間接抗グロブリン試験（IAT）によるクロスマッチ

コンピュータクロスマッチで出庫していたので，クロスマッチで反応性を確認します．結果は陽性でした．

問題点

①1年前にドナー血液型へ変更してから血液型検査を行っていない

再発して患者本来の血液型に戻ることがあります．本症例では患者由来の抗Aが検出されています．

②抗Aや抗Bは不規則抗体検査をすり抜ける

試薬にO型赤血球を用いる不規則抗体検査では，本症例の抗Aは検出されず，不規則抗体検査が陰性となります．

Practice

③ 試験管法やカラム凝集法などによるクロスマッチを行わなかった

　コンピュータクロスマッチで供給したことにより，最終チェックもすり抜けてしまいました．

溶血を起こした原因

　患者が保有する抗Aと輸血した赤血球のA抗原が反応し，溶血を起こしたと考えられます．輸血後検体でのDATや解離試験を行い，抗Aが検出されれば，より確実に溶血原因を特定できます．

クロスマッチ用検体のオモテ・ウラ検査での血液型確認

　過去に血液型検査を2回以上実施している患者では，コストと労力の面から，クロスマッチ用検体の血液型確認を簡易的にオモテ検査のみ（スライド法のみなど）で行っている施設もあると思います．ドナー血液型へ変更した患者の輸血の際にクロスマッチ用検体の血液型確認を簡易的に行うのであれば，事前に別途血液型検査を実施する，またはクロスマッチを必ず行いましょう．

オモテ検査について

　一般的に赤血球の寿命は約120日と長く，再発早期に検査した場合，大部分がドナー由来の赤血球です．本症例ではオモテ検査で部分凝集は認められませんが，徐々に患者血液型へ移行していきます．その場合，オモテ検査では部分凝集として判定されます．

予防策

　ABO ミスマッチ移植後に，ドナー血液型へ変更した患者が輸血を行う場合は，カルテなどで再発の有無を確認し，輸血前に再度血液型検査を行い，直近の血液型を確認します．特にコンピュータクロスマッチで運用している場合は注意が必要です．

本症例のポイント

- ☑ ドナー血液型変更後に輸血を行う場合は，直近に血液型検査を行いましょう．
- ☑ ABO ミスマッチ移植歴がある患者でドナー血液型変更後のコンピュータクロスマッチは，事前に血液型検査を実施するなど，注意して行います．
- ☑ 移植後血液型検査結果と再発所見は必ずしも一致しないことを覚えておきましょう．

Practice

Case 03 問題

末梢血幹細胞移植後の患者が溶血を起こしていると担当医より連絡がありました.

【背景】35 歳の男性. 2 週間前に弟から末梢血幹細胞移植を実施（患者血液型は「A 型 RhD 陽性」, ドナー血液型は「O 型 RhD 陽性」）. 数日前から溶血所見を認めるようになった. 輸血歴：O 型赤血球液の輸血歴あり（赤血球製剤 O 型, 血漿・血小板製剤 A 型使用）. 輸血前不規則抗体スクリーニング検査：陰性.

追加で行った輸血検査：試験管法による血液型検査

ABO オモテ検査			ABO ウラ検査			ABO 判定	RhD		
抗 A	抗 B	判定	A₁ 血球	B 血球	判定		抗 D	Rh cont.	RhD 判定
mf	0	保留	4+	4+	O 型	判定保留	4+	0	陽性

Q1 | ミスマッチの種類は何でしょうか？

Q2 | さらに追加したほうがよい検査があればあげてください.

Q3 | 血液型検査結果に問題点はありますか？

Q4 | 溶血を起こしたと考えられる原因（病態）を考えてみましょう.

Case 03 解説

ミスマッチの種類

患者 A 型，ドナー O 型のマイナーミスマッチ．

追加検査

[追加試験 ①] DAT→陽性（抗 IgG 血清陽性）
[追加試験 ②] 解離試験→抗 A を検出
[追加試験 ③] 抗 A 抗体価測定→抗 A 抗体価 IgM：8 倍，IgG：32 倍

考え方

追加検査結果より，ドナー由来抗 A と患者由来 A 抗原が反応したことによる溶血が疑われました．

血液型検査の問題点

オモテ検査の抗 A 部分凝集

ABO マイナーミスマッチ移植後の患者血液型抗原は徐々に消失していき，ドナー由来の血液型に変化していきます．オモテ検査の部分凝集は O 型赤血球輸血の影響もありますが，マイナーミスマッチ移植後早期の検体では許容される結果です．

ウラ検査の抗 A 抗体検出

A 型患者に O 型ドナーのマイナーミスマッチ移植を行った場合，移植した段階では患者は抗 A を保有していません．またドナー血液型に置き換わった後も，大部分の症例でウラ検査は A 型（抗 A は産生されず，抗 B のみ残る）になります．ウラ検査で抗 A が検出（＝ドナー由来細胞が抗 A を産生）された場合は注意が必要です．

> **MEMO**
> **O 型赤血球液による ウラ検査への影響**
> 一般的に O 型赤血球液製剤に含まれる抗 A や抗 B は，保存液で希釈されているため，短期間に大量輸血をしないかぎり影響を受けることはほとんどない．

Practice

病態〈PLS〉[7,8]

ABOミスマッチ移植後に，ドナー由来B細胞（形質細胞）が患者由来血液型抗原に対する抗体（抗Aまたは抗B）を一過性に産生し，患者由来赤血球と反応し溶血を起こすことがあります．この病態をPLS（passenger lymphocyte syndrome）とよびます．骨髄移植より末梢血幹細胞移植で多いとされ，臍帯血移植では少ないといわれています．移植後1〜3週間程度で発症し，まれに血漿交換が必要になるほど重症化することもあります．溶血による貧血には，ドナー血液型に適合した輸血（本症例ではO型赤血球液）を選択します．

臨床への報告とPLSへの対応

ドナー由来B細胞が産生した抗Aと患者由来のA抗原が反応したことにより，溶血が生じていると考えられます．定期的なDATと抗A抗体価のフォローが必要と考えます．赤血球輸血は今まで同様にO型赤血球液で問題ありません．

本症例のポイント

☑ マイナーミスマッチ移植後に溶血を起こす病態（PLS）と必要な検査を理解しましょう．

☑ マイナーミスマッチ移植後にはドナー由来の抗A，抗Bは通常検出されないことを覚えておきましょう．

おわりに

　造血幹細胞移植前後における輸血検査，特に ABO ミスマッチ移植後の血液型検査に焦点を当てて解説してきましたが，移植前後の検査には他にも重要な検査が多々あります．このパートを学習し終えた後は，さらなるレベルアップを目指しましょう．

文献

1）厚生労働省医薬食品局血液対策課：血液製剤の使用指針（改定版）．平成 17 年 9 月（平成 24 年 3 月一部改正）．

2）American Association of Blood Banks：Technical manual 13th ed.（日本語版）．p.588, 2002.

3）尾崎牧子，他：ABO 血液型不適合造血幹細胞移植後のドナー型赤血球検出の至適条件．日本輸血細胞治療学会誌，**56**（6）：687-691, 2010.

4）水村真也，他：ABO 不適合臍帯血移植後の血液型検査における検査法別の評価．日本輸血細胞治療学会誌，**66**（3）：524-530, 2020.

5）日本輸血・細胞治療学会 赤血球型検査ガイドライン小委員会：赤血球型検査（赤血球系検査）ガイドライン（改訂 4 版）．日本輸血細胞治療学会誌，**68**（6）：539-556, 2022.

6）奥田誠，他：コンピュータクロスマッチに適合する患者と輸血管理システムに必要な条件（改訂 2 版）．日本輸血細胞治療学会誌，**70**（1）：7-11, 2024.

7）認定輸血検査技師制度協議会カリキュラム委員会 編：スタンダード 輸血検査テキスト 第 3 版．医歯薬出版，2017.

8）原正樹，他：ABO 血液型不適合・同種造血幹細胞移植後に passenger lymphocyte syndrome を併発し，急性腎不全に至った症例．日本透析医学会雑誌，**45**（3）：273-279, 2012.

輸血検査 | Q&A

⑦ 輸血の専門用語の伝え方を
教えてください

輸血が専門でない医師に対して，たとえば DTT 処理，抗 M，レクチン，
溶血性輸血反応……などといった専門用語をどう伝えるか困ることが多
いです．専門用語の伝え方を教えてください．

回答者　松浦秀哲（藤田医科大学　医療科学部　准教授/藤田医科大学病院　輸血部）

»「一番伝えたいこと」を意識する

　輸血医療で使用される専門用語をどのよう
に伝えるかは私もしばしば悩みます．私は輸
血が専門でない医師に話をする場合には，
**もっとも伝えたいことは何かを事前によく考
えるようにしています**．そして，**結論を伝え
るのに必要な事柄をいかに簡潔に説明できる
か考えます**．たとえば，「不規則抗体検査で
37℃反応性のある抗 M を検出したケース」の
口頭での結果報告について考えてみましょう．
　専門用語を含む詳細な報告では「輸血前検
査として実施した不規則抗体検査において，
ポリエチレングリコール液（PEG）添加の間
接抗グロブリン試験（IAT）で抗 M を検出し
ました．臨床的意義を確認するため反応増強
剤無添加の IAT を実施したところ，反応を認
めました．遅発性溶血性輸血反応を防ぐため
に，輸血の際は M 抗原陰性の赤血球製剤で対
応します．適合率は約20％です．院内在庫で

抗原陰性血が確保できない場合には，血液セ
ンターから取り寄せます．準備に時間を要す
る場合がありますので，輸血の際は早めにご
連絡ください」となります．
　これを伝えたいことに意識して簡潔に言い
換えると「不規則抗体検査の結果，抗 M を検
出しました．精査の結果，赤血球輸血の際は
M 抗原をもたない血液製剤で対応すること
になります．適合率は約20％です．血液製剤
の準備には通常よりもお時間をいただく可能
性がありますので，赤血球輸血を実施する場
合には早めにご連絡いただきたいです．詳細
はカルテに記載させていただきました」と言
い換えることが可能です．
　輸血が専門ではない医療スタッフにとって
は，検査方法の詳細などについての関心は薄
く，理解しにくい内容だと思います．そこで，
それらの内容を大幅に省略して伝えるように
します．**特に相手にしてほしいことがあれば
具体的に伝えるようにします**．今回の例なら

ば，「輸血の際は早めに連絡する」という部分
です．

　医師への報告の際に伝えるか否かにかかわ
らず，実施した検査法，詳細の結果とその解
釈については非常に重要な情報です．後日振
り返るためにもカルテや部門システム，検査
台帳などに記録を残しておきましょう．

» 結果報告時の注意点・コツ

　我々は口頭での報告は最小限の重要な情報
に留め，カルテに詳細を記載するようにして
います．

　カルテ記載で専門用語を使う場合には，そ
れが何をするものなのかを簡潔に示すことで
相手は理解しやすくなります．たとえば
「DTT 処理をして」は「IgM を失活させる試
薬を利用して」とか，「抗 A1 レクチンで反応
を示さないので亜型」は「A 亜型を確認する
試薬で反応しないので亜型」といったように
言い換えが可能です．

　説明の後には「説明で理解しにくい内容は
ありますか？」，「ご不明な点はお問い合わせ
ください」などの一言を追加しておくことで，
口頭でも文章でも伝わりやすくなります．

PART
6

緊急輸血の対応と
輸血検査

PART 06 緊急輸血の対応と輸血検査

村井良精（札幌医科大学附属病院　検査部）

　厚生労働省が定める『輸血療法の実施に関する指針』[1]（以下，指針）において，輸血を開始する前にはABO・RhD血液型検査，さらに赤血球輸血時には不規則抗体スクリーニング，そして交差適合試験（クロスマッチ）が必要とされています．これらの検査は原則として患者が属する医療機関内にて行いますが，適切な検査を実施する体制を整えることができない施設においては，専門機関に委託して実施することが認められています．

　これらの検査の目的は，輸血によって引き起こされる有害事象，すなわち輸血副反応を可能なかぎり回避することです．特に免疫学的機序に起因する溶血性輸血反応の多くは，前述のすべての検査を適切に行うことによって回避することが可能となっています[2]．そのため，これらすべての検査を実施したうえで輸血を開始することが安全な輸血療法の実践へとつながりますが，時間的猶予がないため，一部あるいはすべてを省略して緊急輸血の対応を行わざるをえない場合があります．

　この緊急輸血の対応が求められる状況として，予定手術での予期せぬ出血のように事前に必要な検査がある程度行われている場合もありますし，緊急搬入患者のように検査をまったく行っていない場合などさまざまです．いずれにおいてもその状況はきわめて緊迫しており，血液製剤の供給，そして輸血検査は迅速かつ適切な対応が求められます．そのため，製剤の供給に携わる者はこれらに対応できるよう，理解を深めておくことが非常に重要です．
　本稿では緊急輸血の対応と輸血検査を行ううえで特に問題となる点について，症例を交えながら述べていきます．

Practice

Case 01-1 | 問題

55歳の男性．多発外傷による緊急搬送．
担当医より，赤血球製剤および新鮮凍結血漿を6単位ずつただちに供給の依頼．

Q | この時点で供給する血液製剤の血液型は？

Practice

Case 01-1 　解説

Answer：赤血球製剤は O 型 RhD 陽性，新鮮凍結血漿は AB 型 RhD 陽性.

　緊急輸血を行うにあたり，供給する血液製剤の血液型選択は重要です．指針において，血液型確定前の緊急輸血は O 型の赤血球液，確定後は患者同型を選択するとされています．ただし，この確定前の O 型はあくまで赤血球液であり，全血を用いることはできません．一方，新鮮凍結血漿と濃厚血小板は AB 型を選択します．

　近年では，大量出血例に対してあらかじめ設定した新鮮凍結血漿：血小板濃縮製剤：赤血球投与比で輸血を行う大量輸血プロトコール（massive transfusion protocol；MTP）が推奨されています[3]．このなかで，大量輸血を必要とする外傷患者に対する初期治療においては，その投与比を 1：1：1 とすることが望ましいとされており，血液型未確定時においても赤血球液のみならず，他の血液製剤の対応も理解しておく必要があります．血液型未確定時における血液製剤の血液型選択は，ABO 血液型不適合による重篤な輸血副反応の回避を最大の目的としています．このため，血液型確定のためには異なる時点での 2 検体による確認が必要となっていることは必ず理解しておきましょう．

　一方 RhD 抗原においては，血液型確定前では RhD 陽性製剤が第一選択です．これは日本人における RhD 陰性者は約 0.5 ％と少ない[4]こと，また免疫刺激による抗体産生がないかぎり，溶血副反応を認めないことによります．しかし，RhD 抗原の免疫原性は非常に強い[5]ため，患者が RhD 陰性である可能性が示唆された場合には陰性製剤へと切り替える必要があり，患者が妊娠可能な女性であった場合にもできるかぎり早期に切り替えることが必要とされています．これは不適合輸血によって抗 D が産生され，後の妊娠時に胎児・新生児溶血性疾患（hemolytic disease of the fetus and newborn；HDFN）の発症につながることを予防するためです．しかし RhD 陽性製剤が投与された場合，RhD 陽性赤血球を中和するために必要な抗 D ヒト免疫グロブリン製剤は，赤血球 1 mL あたり 20 μg[6]と膨大であること，抗体産生予防目的での製剤投与は保険適応外であることなど，抗 D 産生を予防するためにはさまざまな問題があります．

　なお，RhD 陰性が疑われた場合，患者血液型確定のためには D 陰性確認試験が必須ですが，血液製剤の選択に関与しないことから，正しい検査が行わ

れていれば D 陰性確認試験の実施の有無にかかわらず，RhD 陰性製剤への切り替えを行って問題ありません（**表1**）[7].

表1 RhD 抗原検査と血液製剤の選択

分類	直後判定	D 陰性確認試験	選択すべき血液型
D 陽性	+	不要	D 陽性（D 陰性も可）
D 陰性（D 陰性疑い）	0	0	D 陰性
weak D	0	+	

（『輸血のための検査マニュアル Ver. 1.4』[7]より引用）

本症例のポイント

☑ 緊急輸血時に必要となる血液製剤は赤血球液だけとはかぎりません.

☑ 血液型不明時には，赤血球液は O 型，新鮮凍結血漿と濃厚血小板は AB 型を選択しましょう.

☑ 血液型不明時には，RhD 陽性の血液製剤を供給して問題ありません.

Practice

Case 01-2 　問題

55歳の男性．多発外傷による緊急搬送．搬入前より，担当医から赤血球製剤および新鮮凍結血漿を6単位ずつ依頼されたため，O型RhD陽性赤血球液とAB型RhD陽性新鮮凍結血漿を供給した．その後，検査室に提出された検体の検査結果を下に示す．

ABO オモテ検査		ABO ウラ検査		ABO 判定	RhD 抗原検査		RhD 判定
抗 A	抗 B	A₁赤血球	B 赤血球		抗 D	Rh cont.	
mf	0	0	2+	判定保留	4+	0	陽性

mf：部分凝集.

Q 　今後の輸血対応はどのようにしますか？

Case 01-2 解説

Answer：赤血球液は O 型 RhD 陽性，新鮮凍結血漿は AB 型 RhD 陽性で対応する．また異型血の輸血歴の有無を確認する．

　緊急輸血のために供給された O 型赤血球液輸血後に採血されたことが強く疑われる症例です．輸血前検査を実施するため検体採取は非常に重要ですが，緊急時の最優先事項は患者状態の改善であるため，検体採取の優先順位が低くなり，その最適なタイミングを逸するなどの問題が生じてしまう場合があります．以下に検体採取の注意点を記載します．

血液型検査のための採取

　血液型確定のためには，同一患者からの異なる時点での 2 検体による確認が必要です．これは緊急時においても同様であり，迅速に対応できるよう，その必要性や手順などをあらかじめ周知しておくことが重要です．

　また患者本来の血液型が O 型以外の場合，供給された O 型赤血球液輸血後に検体が採取されると，その検体は ABO 血液型検査のオモテ検査において部分凝集（mixed field agglutination；mf）を認め，正しい血液型の判定が困難となる可能性があります．O 型赤血球液の異型輸血が確認された場合の対応として，輸血された赤血球液が体内から排除された後にあらためて血液型検査を実施し，はじめて本人の血液型が確定されるまでの間，血液型は判定保留とし，輸血が必要な場合は O 型赤血球液，AB 型新鮮凍結血漿・濃厚血小板の輸血を選択する[8]ことになります．輸血された赤血球液が消失するには時間がかかるため，本人の正しい血液型を輸血することは非常に困難です．そのため検査室も混乱することがないよう，検体採取は緊急輸血の開始前に行われることが望まれます．

検査に用いる血液

　指針では，検査用血液をただちに採取することに加え，採血不可能な場合には出血した血液を検査に利用してもよいとされています．

Practice

乳児における検体採取

　検体採取が困難な乳児の場合，母親の検体を確保し不規則抗体検査を行うことが可能です．

不適合輸血を防ぐための対策

　検査ミスや検体取り違えなどによる血液型誤判定を防ぐため，自動分析装置による検査や，誤記・誤入力を回避する，さらには患者取り違えを防ぐための電子認証機器を用いるなどさまざまな対策が必要です．

交差適合試験のための検体採取

　原則，ABO 血液型検査とは別の時点で採取した血液が必要です．

本症例のポイント

- ☑ 血液型を正しく判定するために，検体採取は適切に行いましょう．
- ☑ 異なる時点での2検体を用いて血液型を確認する必要があります．
- ☑ 状況に応じた検体採取の手順を確立しましょう．

Practice

Case 02 問題

32歳の女性．出産予定．手術2日前に行った検査結果を下に示す．血液型は2回以上検査されており確定している．

ABO オモテ検査		ABO ウラ検査		ABO 判定	RhD 抗原検査		RhD 判定
抗A	抗B	A₁赤血球	B赤血球		抗D	Rh cont.	
4+	4+	0	0	AB型	4+	0	陽性

不規則抗体検査
陰性

出産後に大量の出血を認め，赤血球液6単位を交差適合試験未実施での供給依頼．院内の赤血球液の在庫は以下のとおり．

A型 RhD 陽性	B型 RhD 陽性	O型 RhD 陽性	AB型 RhD 陽性
2単位×5袋	2単位×2袋	2単位×5袋	2単位×1袋

RhD 陰性製剤の在庫はない．

Q | どのように対応しますか？

Practice

Case 02 解説

Answer：AB 型 RhD 陽性赤血球液に加え，A 型あるいは B 型 RhD 陽性赤血球液を供給する．

　本症例は ABO・RhD 血液型検査，そして不規則抗体スクリーニングも行われている症例です．6 単位の依頼に対し，同型である AB 型は 2 単位製剤が 1 袋しかないため，時間的猶予がない場合には ABO 異型適合血を選択します．選択する血液型は，『危機的出血への対応ガイドライン』[9]で示されるように，患者が保有する抗 A あるいは抗 B と反応しない異型適合赤血球液です（**表2**）．

　一方，新鮮凍結血漿や濃厚血小板は，患者保有抗原に対応した抗体を含まない血液型を選択しますが，やむをえない場合には患者保有抗原に対応する抗体を含む血液製剤を選択する場合もあります．ただし O 型患者への輸血以外は，いかなる血液型の患者に対しても O 型の新鮮凍結血漿や血小板濃厚液の選択は推奨されていません．これは O 型ドナーが保有する抗 A，抗 B 抗体価は高力価の場合があり，溶血を引き起こした報告[10]もあるためです．

表2　緊急時の適合血の選択

患者血液型	赤血球液	新鮮凍結血漿	濃厚血小板
A	A＞O	A＞AB＞B	A＞AB＞B
B	B＞O	B＞AB＞A	B＞AB＞A
AB	AB＞A＝B＞O	AB＞A＝B	AB＞A＝B
O	O のみ	全型適合	全型適合

（『危機的出血への対応ガイドライン』[9]より引用）

　なお，本症例は不規則抗体陰性です．以下の適応条件を満たした場合，コンピュータクロスマッチにより，交差適合試験を省略して供給することができるため，供給時間の短縮が可能です．コンピュータクロスマッチとは，あらかじめオモテ検査により確認されている輸血用血液製剤の血液型と患者の血液型とをコンピュータを用いて照合・確認して輸血の適合性を確認する方

法であり，人為的過誤の排除と，手順の合理化・省力化が可能となります．ただし，輸血前に患者の感染症検査が実施されていない場合，輸血前検体として血液を保管しておく必要がある点は留意しなければなりません．

コンピュータクロスマッチの適応条件
① 結果の不一致や製剤の選択が誤っている際には警告されること
② 患者の血液型が2回以上異なる検体により確認されていること
③ 製剤の血液型が再確認されていること
④ 輸血に先立つ3日以内（輸血日を含む3日以内）に採血された検体において臨床的意義のある抗体が検出されていないこと
⑤ 過去において，臨床的意義のある不規則抗体保有歴がないこと
⑥ 児または母親が臨床的意義のある不規則抗体を保有していないこと（生後4か月未満の児の場合）
⑦ 児の血液中に母親由来の抗A/抗Bを保有していないこと（生後4か月未満の児の場合）
⑧ 緊急輸血の場合，救急現場などでの採血時の患者誤認，詐称および検査過誤がないことに十分に留意していること．ただし，運用においては確認作業を徹底し慎重に行うこと．

このような緊急時に対応するため，院内の体制を整備しておくことが重要です．たとえば，患者の状態の評価とそれに応じたコードおよび血液製剤の選択法をあらかじめ設定しておくことで，緊急時にも慌てず対応しやすくなります．『産科危機的出血への対応ガイドライン2016』[11]では，患者の状態に対応した緊急度コードおよび赤血球製剤の選択方法が提示されています（表3）．

表3 緊急度コードを用いた輸血管理部門への連絡と赤血球輸血（例）

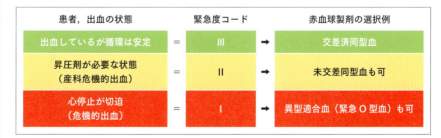

（『産科危機的出血への対応ガイドライン2016』[11]をもとに作成）

Practice

　さらに，それぞれの供給時間の目安を設定しておくことで，より円滑な対応を行うことが可能になると考えられます．そのためには検査・供給までに要する時間を把握しておくことが必要です．過去の調査[12]によると，検査方法で異なりますが，血液型検査については用手法および自動検査機器で15分以内に報告可能な施設は8割をこえ，交差適合試験については，30分以内で検査を終える施設は用手法で8割，自動検査機器では7割をこえていました．また院内在庫が不足した際，血液センターからの緊急搬送にかかる時間は，9割が60分以内，さらにその半数は30分以内であると回答されています．各施設の状況に応じた体制の整備が肝心です．

━━━ 本症例のポイント ━━━

☑ 異型適合血の選択は正しく行いましょう．

☑ コンピュータクロスマッチの導入は省力化，時間短縮を可能とします．

☑ 自施設の状況に応じた適切な体制を構築しましょう．

Practice

Case 03 問題

37歳の女性．出産予定．手術2日前に行った検査結果を下に示す．血液型は2回以上検査されており確定している．

ABO オモテ検査		ABO ウラ検査		ABO 判定	RhD 抗原検査		RhD 判定
抗 A	抗 B	A₁赤血球	B 赤血球		抗 D	Rh cont.	
4+	4+	0	0	AB 型	4+	0	陽性

不規則抗体検査

陽性（抗 E）

出産後に大量の出血を認め，赤血球液6単位を交差適合試験未実施での供給依頼．院内の赤血球液の在庫は以下のとおり．

A 型 RhD 陽性	B 型 RhD 陽性	O 型 RhD 陽性	AB 型 RhD 陽性
2 単位×5 袋	2 単位×2 袋	2 単位×5 袋	2 単位×1 袋

RhD 陰性製剤の在庫はない．

Q | どのように対応しますか？

Practice

Case 03 | 解説

Answer：E 抗原陰性の AB 型 RhD 陽性製剤および ABO 異型で E 抗原陰性の赤血球製剤を選択する.

　本症例は Case 02 同様，血液型が確定され，不規則抗体検査も行われていますが，不規則抗体（抗 E）を保有している症例です．血液製剤の選択は，Case 02 と同じように AB 型の在庫が足りないため，ABO 異型の血液製剤を選択しますが，そのなかでも E 抗原陰性の赤血球製剤を見つけて供給することがもっとも理想的です．もし抗原陰性血液の確保が間に合わず，E 抗原陽性の赤血球製剤が投与された場合には，輸血後の溶血反応に注意する必要があります.

　輸血療法は，輸血に関する必要性やリスクなどさまざまな説明を行ったうえで同意を得て行わなければなりません．不規則抗体保有例も含め，輸血の同意をあらかじめ得ることが可能な場合には，予期せぬ出血時などには異なる血液型の血液製剤を輸血する可能性があることを説明し，同意を得ておくことが望ましいです．しかし，緊急搬入時のような危機的状況のなかで，これらを行ったうえで輸血を開始することは困難です．そのため，交差適合試験未実施の血液や血液型検査未実施などで O 型赤血球を使用した場合，あるいは RhD 陰性患者に RhD 陽性の血液を輸血した場合には，担当医師は救命後にその事由やその後に予想される合併症について，患者またはその家族に理解しやすい言葉で説明し，同意書の作成に努め，その経緯（時系列）を診療録に記載しておくことが必要です.

── 本症例のポイント ──

☑ 不規則抗体保有時は，ABO 異型も考慮した選択を行う必要があります.

☑ 緊急時も含め，適切な説明と同意取得によって，供給も円滑に行えます.

まとめ

　以上，緊急輸血の対応と輸血検査の注意すべき点について症例を交えて説明しました．緊急時には，正確かつ迅速な輸血検査はもちろん重要ですが，状況に応じて適切に血液製剤の供給も行わなければいけません．輸血開始の遅延や，回避することができた輸血による有害事象が発生しないよう理解を深めるとともに，あらかじめ院内の体制を整備しておくこと，さらにスタッフの教育・訓練を行っておくことが重要です．

文献/URL

1) 厚生労働省医薬・生活衛生局血液対策課：輸血療法の実施に関する指針．平成 17 年 9 月（令和 2 年 3 月一部改正）．https://www.mhlw.go.jp/content/11127000/000619338.pdf（2025年 1 月 10 日アクセス）

2) Boral, L. I., et al.：The type and screen：a safe alternative and supplement in selected surgical procedures. *Transfusion*, **17**：163-168, 1977.

3) 宮田茂樹，他：大量出血症例に対する血液製剤の適正な使用のガイドライン．日本輸血細胞治療学会誌，**65**（1）：21-92，2019.

4) 前田平生，他 編著：輸血学　改訂第 4 版．p.217，中外医学社，2018.

5) Yazer, M. H., et al.：Detection of anti-D in D- recipients transfused with D＋red blood cells. *Transfusion*, **47**：2197-2201, 2007.

6) Pollack, W., et al.：Studies on Rh prophylaxis. 1. Relationship between doses of anti-Rh and size of antigenic stimulus. *Transfusion*, **11**：333-339, 1971.

7) 日本輸血・細胞治療学会 輸血検査技術講習委員会：輸血のための検査マニュアル Ver. 1.4. https://yuketsu.jstmct.or.jp/wp-content/uploads/2024/09/4e00a6fcc4400515b5d32b2ac2477547.pdf（2025 年 1 月 10 日アクセス）

8) 三島由祐子，他：異型 O 型輸血後の部分凝集の検出の検討．医学検査，**67**（2）：184-188，2018.

9) 日本麻酔科学会，他：危機的出血への対応ガイドライン．http://yuketsu.jstmct.or.jp/wp-content/themes/jstmct/images/medical/file/guidelines/Ref4-1.pdf（2025 年 1 月 10 日アクセス）

10) Berséus, O., et al.：Risks of hemolysis due to anti-A and anti-B caused by the transfusion of blood or blood components containing ABO-incompatible plasma. *Transfusion*, **53**（suppl. 1）：114S-123S, 2013.

11) 五団体合同産科危機的出血への対応ガイドライン改訂委員会：産科危機的出血への対応ガイドライン 2016. http://www.jsog.or.jp/news/pdf/sankakikitekisyukketsu_taiougl2016.pdf（2025年 1 月 10 日アクセス）

12) 紀野修一，他：輸血部門における危機的出血への対応に関するアンケート調査結果．日本輸血細胞治療学会誌，**55**（5）：624-632，2009.

輸血検査 | Q&A

⑧ 医師・技師間の コミュニケーションのポイントは？

輸血前検査（不規則抗体，ウイルス検査など）において，医師側と技師側に考えの違い（どこまで検査するほうがよいかなど）があり，大変な思いをすることがあります．コミュニケーションのコツはありますか？

回答者 松浦秀哲（藤田医科大学　医療科学部　准教授/藤田医科大学病院　輸血部）

» 輸血医療のルールを策定する

　確かに輸血検査に関しては，医師と臨床検査技師との間で認識が異なることがあります．ときに検査部門の意思が伝わらずに苦労することもあるでしょう．**一つの解決策は，輸血マニュアルなどで大枠についてルール化することです．**施設ごとに輸血前検査の考え方や対応が異なりますので，画一的な対応は困難です．そこで各施設のルールを策定することが重要になります．もちろん闇雲にルールを作っても守られなければ意味をなしません．科学的な根拠に基づいて，納得感のあるルールを策定します．ルールは「患者に安全，安心な輸血医療を提供する」という基本的な理念をもって進めることが望ましいです．

　施設内でルールを策定する際には，厚生労働省や日本輸血・細胞治療学会などの関連学会から出されているガイドライン・指針が参考になります．ただし，それらの情報はアップデートされていきますので，最新の情報を

入手できるよう普段から意識して情報を収集することが肝要です．すでに策定済みのルールがある場合には，定期的に見直しを実施し，更新する必要があります．もし施設に輸血療法委員会のような機関があるならば，そこで審議を行います．輸血療法委員会がない場合，できるだけ施設内の輸血にかかわるメンバーが参加する場で議論することが望ましいと考えます．これにより，各施設の状況を反映した最適な輸血医療のルールづくりが可能となります．そして，ルールが策定されたら，施設内での周知を図り，運用を行っていきます．施設ごとに輸血医療のルールがあれば，仮に考えの違いが生じても，ルールに照らし共通の尺度で判断することが可能になり，衝突を最小限に収めることができます．

» 「伝わる」コミュニケーション

　ルールを策定しても伝え方を誤ると，不要な衝突を招き円滑な業務の障害となることが

あります．そこで，伝わるコミュニケーションのコツをいくつかご紹介します．

まず，コミュニケーションは難しいと認識し，伝え方を工夫するよう心がけます．正しく伝えるための工夫としては，① 配慮の一言とクッション言葉を活用する，② 結論から述べて理由と経過を説明する，③ わかりやすい表現をできるだけ簡潔に使う，④ 正確に伝わったか確認するなどが有効です．話をする前に「お忙しいところ恐縮です」，「今，お時間はよろしいですか？」などの配慮の一言，いわゆるクッション言葉を用いると，相手は話を聞く姿勢になってくれます．話はできるだけ端的に伝えるため，結論から述べるのも良い方法です．状況から順序立てて説明する場合には，後述の SBAR を利用することもできます．また私達が普段使用している用語は輸血を専門としない方にとっては一般的ではないかもしれませんので，専門用語の使用を避けることも有用です．話の最後には，伝わったことを確認することで齟齬を減らすことができます．

伝える技術としては「SBAR」，「わたし (I) メッセージ」などを用いて自他を尊重したコミュニケーション（アサーティブコミュニケーション）を図ります．SBAR は，Situation（状況），Background（背景），Assessment（判断），Recommendation（提案）の頭文字をとった言葉です．SBAR は「Team STEPPS」で用いられるコミュニケーション方法として知られています[1]．たとえば緊急輸血症例で血液型検査を1回しか実施しておらず，同型赤血球輸血ができない状況で血液製剤の払い出しを要求された場合，「血液型検査が1回しか実施されていません（S）．院内のルールで異型輸血防止のため，現時点では患者と同型の赤血球製剤を払い出すことができません（B）．現在，緊急の状況と思われます（A）．緊急O型赤血球の使用を検討してはいかがでしょうか（R）」という伝え方をすると，問題解決に向けて良いコミュニケーションがとれます．

意見が対立する場合には，「わたし (I) メッセージ」を使用します．これは心理学者のトマス・ゴードンが紹介している自己開示の技術で，主語を"I（私）"にする方法です[2]．"あなた"を主語にすると「あなたのやり方は良くなかった」となり批判的にとらえられますが，"私"を主語にすると「私はこのようなやり方でやってくれたら嬉しかった」と言い換えられます．「わたし (I) メッセージ」を使うと，自分が否定されたわけではないので意見を受け入れやすくなります．

どんなに正しい意見であっても，伝え方を誤ると摩擦や軋轢を生んでしまいます．安全・安心な輸血医療を提供するため，適切な意見を適切な方法で伝える工夫も忘れないでおきたいですね．

文献

1）東京慈恵会医科大学附属病院医療安全管理部 編：チームステップス［日本版］医療安全 チームで取り組むヒューマンエラー対策. メジカルビュー社，2012.

2）トマス・ゴードン：医療・福祉のための人間関係論. 丸善，2000.

PART

7

輸血副反応発生時の
対応と輸血検査

PART 07 輸血副反応発生時の対応と輸血検査

山田麻里江（佐賀大学医学部附属病院　検査部）

　日本赤十字血液センターから供給される輸血用血液製剤は，初流血除去や保存前の白血球除去，個別の核酸増幅検査（NAT）など，同種免疫の軽減や感染予防などの対策が講じられています．しかし他人由来の血液製剤であるため，湿疹・じんま疹などの軽症から，呼吸困難・意識障害のような重篤な症例までさまざまな輸血副反応が発生しています．そのため，輸血副反応が生じた場合に検査室ではどのような対応をすればよいのか明確にしておくことが重要です．本稿では，輸血副反応と輸血検査室における対応について症例を一部提示し説明します．苦手な方も多いと思いますが，一緒に習得していきましょう．

輸血副反応の報告体制の構築（図1）

　輸血副反応の発生率は，2021年に日本輸血・細胞治療学会で実施された

図1　院内の輸血副反応報告体制の一例

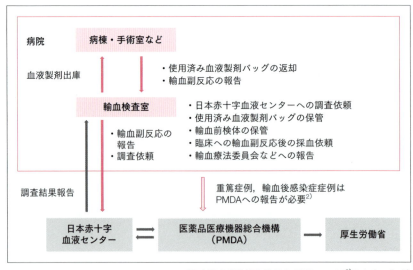

（日本臨床衛生検査技師会 監修；2023[3]）をもとに作成）

35施設による集計[1]において，バッグあたり1.07%（赤血球製剤0.58%，血小板製剤2.15%，血漿製剤1.04%）と報告されています．院内で発生した輸血副反応は，輸血部門ですべて把握する必要があり，輸血療法委員会において輸血副反応の収集方法や，輸血副反応が発生した際にはただちに対応できるよう院内での報告体制を構築し，手順書などを準備しておくことが重要です（**図1**，**表1**）．また日当直時に輸血副反応が発生する場合もありますので，日当直者用のマニュアルなどを準備しておくことで，不慣れな技師でも対応しやすくなります．

表1　輸血副反応の症状

項目	具体的な症状
1）発熱	・輸血開始後，38℃以上に上昇した場合 ・輸血前から38℃以上の発熱が認められた場合は1℃以上の上昇
2）悪寒・戦慄	寒い感じ，身体の震え感
3）熱感・ほてり	体が熱い，ほてった感じ
4）掻痒感・かゆみ	体がかゆい，かゆい感じ
5）発赤・顔面紅潮	膨隆を伴わない皮膚の赤い皮疹，顔面が赤くなった場合
6）発疹・じんま疹	膨隆を伴った皮疹
7）呼吸困難	努力性呼吸などの呼吸困難，チアノーゼ，喘鳴などの症状，SpO_2の低下などが認められた場合
8）嘔気・嘔吐	
9）胸痛・腹痛・腰背部痛	
10）頭痛・頭重感	
11）血圧低下	輸血開始後，収縮期血圧が30 mmHg以上の低下を認めた場合
12）血圧上昇	輸血開始後，正常血圧より収縮期血圧が30 mmHg以上の上昇を認めた場合
13）動悸・頻脈	どきどきとした感じ，成人の場合は脈拍数が100回/分以上に上昇した場合 小児に関しては対象年齢による頻脈の定義に従う
14）血管痛	
15）意識障害	意識低下，意識消失などの場合
16）赤褐色尿（血色素尿）	
17）その他	

赤字項目は重症副反応の可能性が高く，詳細を確認する．

（日本臨床衛生検査技師会　監修；2023[3]をもとに作成）

検査室におけるおもな対応（図2，3）

輸血副反応が生じた場合，輸血検査室ではおもに下記の対応を行います．

図2 おもな急性輸血副反応発生時の対応

急性輸血副反応発生
（輸血後24時間以内の発生）

おもな症状	臨床への連絡	検査室の対応	血液センターへの対応
・発熱 ・溶血所見 ・赤褐色尿 ・嘔吐，嘔気 ・血圧低下 など	・輸血継続の中止依頼 ・輸血状況確認（患者誤認の有無，注射針の太さなど） ・輸血した血液製剤の返却依頼 ・輸血後の患者検体採血依頼	・輸血担当技師，輸血責任医師へ報告 ・輸血前患者検体：血液型検査，不規則抗体検査，交差適合試験の再検査 ・輸血した血液製剤の血液型確認 ・輸血後患者検体：血液型検査，直接抗グロブリン試験実施 ・血液センターへ報告	・「詳細調査票」提出 ・輸血前後の患者血清提出（輸血後検体はEDTA血も提出） ・必要時，使用済み血液製剤バッグ提出
・呼吸困難 ・血圧上昇，低下 ・動悸，頻脈 など	・胸写されているか確認 ・輸血量，速度確認 ・院内で測定可能なら，輸血前後の患者検体でNT-proBNPの測定依頼（→TACOとTRALIの判別） ・発症後24時間以内に患者検体採血依頼	・輸血担当技師，輸血責任医師へ報告 ・血液センターへ報告	・「詳細調査票」提出 ・輸血前後の患者血清提出 ・胸写（撮影されている場合） ・必要時，使用済み血液製剤バッグ提出
・掻痒感，かゆみ ・膨疹，じんま疹 ・発赤，顔面紅潮 ・血圧低下 ・呼吸困難 など	・輸血前に抗ヒスタミン剤の使用を考慮 ・輸血責任医師へコンサルト依頼 ・発症後6時間以内に患者検体採血依頼	・輸血担当技師，輸血責任医師へ報告 ・血液センターへ報告	・「詳細調査票」提出の考慮 ・輸血前後の患者血清提出
・発熱 ・呼吸困難 ・嘔吐，嘔気 ・血圧上昇，低下 など	・輸血した血液製剤バッグの返却依頼（汚染しないように輸血セットのチューブをクランプ） ・輸血後の患者検体採血依頼	・輸血担当技師，輸血責任医師へ報告 ・患者と使用済み血液製剤バッグの血液培養 ・血液センターへ報告	・「詳細調査票」提出 ・輸血前後の患者血清提出 ・使用済み血液製剤バッグ提出

図3 おもな遅発性輸血副反応発生時の対応

	遅発性輸血副反応発生（輸血後24時間以降に発生）			
おもな症状	・**発熱** ・**溶血所見** ・赤褐色尿 ・嘔吐，嘔気 ・血圧低下 など	・**感染症マーカーの陽転化**	・発熱 ・発赤，顔面紅潮 ・発疹，じんま疹 ・胸痛，腹痛，腰背部痛 ・肝障害，下血，汎血球減少 など	・**血小板製剤輸血後，血小板数の増加不良**
臨床への連絡	・輸血した血液製剤の返却依頼 ・輸血後の患者検体採血依頼	・輸血前後の検体で該当の感染症検査の依頼	・患者の容態について情報収集	・輸血後10分～1時間の血小板数の測定依頼 ・発熱，出血の有無 ・感染症の有無 ・血小板増加を障害する薬剤の使用の有無
検査室の対応	・輸血担当技師，輸血責任医師へ報告 ・輸血前後の患者検体：不規則抗体検査，交差適合試験の再検査 ・輸血した血液製剤の抗原確認 ・輸血後患者検体：不規則抗体の同定，直接抗グロブリン試験，抗体解離試験実施 ・必要時，血液センターへ報告，相談	・輸血担当技師，輸血責任医師へ報告 ・輸血前後の検体で感染症検査項目測定 → HBV：HBs抗体，HBs抗原，HBc抗体，HBV-DNA定量 → HCV：HCV抗体，HCVコア抗原 ・血液センターへ報告	・輸血担当技師，輸血責任医師へ報告 ・輸血した血液製剤が放射線照射されていたかを確認 ・HLAタイピングなど ・血液センターへ報告	・輸血担当技師，輸血責任医師へ報告 ・患者の検査データ確認 ・補正血小板増加数（CCI）の確認 ・必要時抗HLA抗体，抗HPA抗体測定 ・血液センターへ報告
血液センターへの対応	・必要時「詳細調査票」提出 ・必要時，輸血前後の患者血清提出（輸血後検体はEDTA血も提出） ・必要時，使用済み血液製剤バッグ提出	・必要時「詳細調査票」提出 ・必要時，輸血前後の患者血清提出（<u>ヘパリン採血不可</u>）	・「詳細調査票」提出 ・患者検体の提出は，血液センターへ要相談	・「濃厚血小板HLA-LR「日赤」検査依頼書兼製品申込書」提出 ・患者血清提出

① 輸血副反応の状況把握

　臨床からの報告や検査データから，発熱の有無，呼吸状態，血圧，脈拍，じんま疹の有無，意識障害の有無などの情報収集を行います．また輸血時の投与速度，使用した注射針の太さ，輸血した血液製剤のバッグやチューブにおける凝集物などの異常の有無，薬剤と血液製剤の混注の有無など，輸血実

施状況を臨床に確認することも重要で，輸血副反応の原因をおおよそ見分けるための一助となる可能性があります．必要な場合は輸血責任医師へ報告し，副反応後の投薬などについてコンサルテーションを依頼します．

> **MEMO**
> 輸血責任医師：病院内における輸血業務全般について，実務上の監督および責任をもつ医師．

② 輸血後の検体採取依頼

可能なかぎり輸血副反応直後の検体（血清など）採取が必要です．重篤なアレルギー性反応を呈した場合，日本赤十字血液センターではトリプターゼ（アレルギー性反応時に高値を示す）を測定するため，発症後6時間以内の検体採取が必要となります．また輸血関連急性肺障害（TRALI）や輸血関連循環過負荷（TACO）が疑われる場合は，日本赤十字血液センターでNT-proBNP（TACOで高値を示す）を測定するため，発症後24時間以内の検体採取が必要となります．溶血性輸血反応が疑われる場合は，院内で血色素尿の有無を確認するため尿の採取が必要な場合があります．

③ 使用済み血液製剤バッグの保管

細菌感染を疑う場合は，汚染を防ぐため使用済みバッグに接続されている輸血セットのクランプを固く閉めて，輸血部門や検査室へ返却を依頼します．チューブシーラーがあれば輸血セットのチューブをシールし，ビニール袋に入れて冷蔵保存します（冷凍は不可）．

④ 輸血検査などの再確認

事務的なミス，検査ミスがないかを確認します．溶血性輸血反応が発生した場合は患者誤認がないかの確認，輸血した血液製剤の血液型検査，患者の血液型検査や不規則抗体検査，交差適合試験の再検査，直接抗グロブリン試験などを行います．日当直時は輸血担当技師へ連絡し，指示を仰ぎましょう．

⑤ 患者検体の保存

『輸血療法の実施に関する指針』[4]には，輸血前検体（患者血清もしくは血漿を約2 mL確保できる量，小児は採血が可能な量）を，−20℃以下で2年間を目安に保存することが明記されています．特に輸血前検体の保存は，輸血による感染かどうかを判別する際に大変重要です．

注意点
検査が適切に行えない可能性があるため，保管検体としてヘパリン血は不可．

⑥ 日本赤十字血液センターへの調査依頼

輸血副反応の発生時は重篤，非重篤にかかわらず，日本赤十字血液センター医薬情報担当者へ連絡することになっています．担当医や輸血責任医師が重篤と判断した場合，非重篤と判断したものの日本赤十字社が調査を必要

と判断した場合，輸血による感染症が疑われる場合は，日本赤十字血液センターによる詳細調査が必要です．担当医へ所定の詳細調査票の記載を依頼し，輸血前後の検体，詳細調査票，必要であれば使用済み血液製剤バッグを日本赤十字血液センターへ提出します．

日当直時に発生した場合は，副反応の内容を確認し，院内や検査部内のマニュアルに沿って対応します．また必要であれば輸血担当技師へ連絡します．輸血担当技師は，上記の①〜⑤までを日当直者に周知しておくことで，より早く対応ができると考えます．

輸血副反応の分類

輸血副反応は原因別に大きく3つに分類されます（**表2**）．細菌やウイルス，寄生虫などが原因で起こる輸血感染症，赤血球が溶血することが原因となる溶血性輸血反応，白血球や血小板，血漿蛋白などが原因とされる非溶血性輸血反応です．

表2　輸血副反応の分類

輸血感染症	・ウイルス（肝炎ウイルス，HTLV-1，HIV-1/2，HPVB19，CMV，VZV，EBVなど） ・寄生虫（マラリア原虫，トリパノソーマ原虫，トキソプラズマ原虫，バベシアmicrotiなど） ・細菌（黄色ブドウ球菌，G群溶血性連鎖球菌，大腸菌，エルシニア菌など） ・その他（梅毒，変異型クロイツフェルト・ヤコブ病など）
溶血性輸血反応	・急性溶血性輸血反応★ ・遅発性溶血性輸血反応★
非溶血性輸血反応	・輸血関連急性肺障害（TRALI）★ ・輸血関連循環過負荷（TACO） ・輸血関連呼吸困難（TAD） ・アレルギー性反応★ ・発熱性非溶血性輸血反応（FNHTR）★ ・輸血後GVHD★ ・輸血後鉄過剰症 ・高カリウム血症 ・その他の輸血副反応（輸血後紫斑病★など）

赤字項目は急性輸血副反応，黒字項目は遅発性輸血副反応，★は免疫性の項目を示す．
HTLV：ヒトT細胞白血病ウイルス，HIV：ヒト免疫不全ウイルス，HPV：ヒトパルボウイルス，CMV：サイトメガロウイルス，VZV：水痘・帯状疱疹ウイルス，EBV：Epstein-Barr ウイルス，GVHD：移植片対宿主病．

（認定輸血検査技師制度協議会カリキュラム委員会 編；2017[5]をもとに作成）

そのうち，輸血後24時間以内に発症した副反応を急性輸血副反応，輸血後24時間以降に発症した副反応を遅発性輸血副反応と分類し，また免疫反応が原因かどうかで分類することもあります．それぞれの副反応の詳細や予防策，検査室の対応については次の項で説明します．

輸血感染症

輸血用血液製剤中に含まれる病原体が輸血した患者に感染する副反応のことを輸血感染症といいます．

原　因（表2）

ウイルス，寄生虫，細菌，異常プリオン蛋白などがあげられます．

予防策

細菌感染症

献血時の初流血除去により，皮膚の毛嚢の中に存在する細菌の混入を防止します．また日本赤十字血液センターからの納品時，臨床への払い出し時などに，赤血球製剤の色調（バッグ本体とセグメントチューブの色調に差異がないか），血小板製剤の色調，スワーリングがあるか，凝集塊がないかを確認します（図4）．特に血小板製剤による細菌感染は他の血液製剤より多く，死亡事例も発生しています．外観に異常が認められない血小板製剤でも細菌感染が発生していますので，輸血時から終了後まで継続的な患者の観察が必要です．

ウイルス感染症

日本赤十字血液センターによる輸血用血液のスクリーニング検査で，病原体が存在すると考えられる血液は除外されます．血清学的検査では，梅毒トレポネーマ抗体，HBs抗原，HBs抗体，HBc抗体，HCV抗体，HIV-1/2抗体，HTLV-1抗体，ヒトパルボウイルス（HPV）B19抗原検査が実施されています．HBV，HCV，HEV，HIV-1/2は個別の核酸増幅検査（NAT）が実施されています（HEVは2020年8月から開始）．

また保存前の白血球除去により，おもに白血球を介して感染するサイトメガロウイルス（CMV）感染のリスクを低下させるといわれていますが，CMV抗体陰性血のほうがより感染防止に効果があります．

> **MEMO**
> スワーリング：血小板製剤を蛍光灯などにかざし，ゆっくり攪拌すると渦巻き状に見える現象で，血小板の形態が良好に保たれている場合に認められる．

図4　血液製剤の外観確認

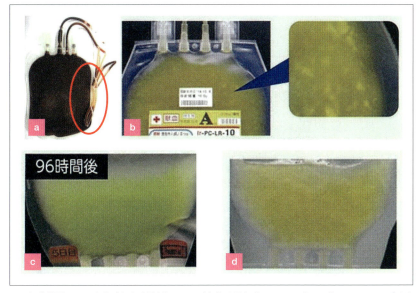

a：細菌増殖による変色（赤血球製剤）．バッグ本体は黒色化しているが，セグメントチューブは暗赤色で差異がある．
b：細菌増殖による凝集・凝固物（血小板製剤）．
c：細菌増殖による色調の変化（血小板製剤）．菌接種後72時間で黄緑色，96時間後には緑色へ変色し，スワーリングも消失した．
d：スワーリング（血小板製剤）．血小板の形態が良好で，渦巻き状のパターンが認められる．
（『輸血用血液製剤取り扱いマニュアル』[6]より引用）

遡及調査

　日本赤十字血液センターでは感染拡大防止のため，医療機関で発生した輸血後感染疑いの原因となった血液製剤と同時に採血された他の血液製剤や，その他感染のリスクが疑われる血液製剤に対して，供給の停止や医療機関から該当の血液製剤を回収する対策が講じられています．また該当の血液製剤がすでに輸血されていた場合は，医療機関へ患者の感染状況などに関する調査が依頼されます．

検査室の対応

細菌感染症

① 原因製剤の残液で，グラム染色，細菌培養と原因菌の同定検査を実施します．
② 輸血後の患者血液で，血液培養とエンドトキシンなどの検査を実施します（血液培養で菌が同定された場合は，菌株または菌株を含む培地を適切に保管）．

③原因製剤と輸血セットを汚染しないように，クランプもしくはチューブシーラーでシールし，清潔なビニール袋に入れて冷蔵保管します（冷凍保管は不可）．

④輸血前後の患者血清を保管します．

⑤日本赤十字血液センターへ副反応の原因検索を依頼します．

⑥輸血責任医師へ報告し，輸血副反応調査と対応を行います．

ウイルス感染症

①輸血前の検体を保管します．

②輸血による感染疑いの場合は，日本赤十字血液センターへ速やかに報告し，原因調査を依頼します．

③CMV抗体陰性妊婦や極低出生体重児に輸血を行う場合は，CMV抗体陰性血液の使用を考慮します．

溶血性輸血反応（HTR）

溶血性輸血反応（hemolytic transfusion reaction；HTR）のうち，免疫学的な原因で発生し，輸血後24時間以内に発生した場合は急性溶血性輸血反応（acute hemolytic transfusion reaction；AHTR），輸血後24時間以降に発生した場合は遅発性溶血性輸血反応（delayed hemolytic transfusion reaction；DHTR）と分類されます．

急性溶血性輸血反応（AHTR）

原因

ABO不適合輸血によるものが多く，まれに補体結合性の不規則抗体で認められる場合があります．ABO不適合輸血のほとんどは輸血開始後5〜15分以内に発生し，輸血された不適合赤血球が血管内で急速に破壊され，播種性血管内凝固（DIC）や血圧低下，腎不全を引き起こします．赤血球製剤のABO不適合輸血では，受血者がO型の場合に重篤化しやすいといわれ，輸血量50mL以上で死亡例が増加します．

予防策

輸血バッグの取り違えや検体取り違えなど，人為的なミスによることが多いため，院内の輸血実施手順や輸血検査手順の作成・周知を行い，ABO不適合輸血の防止に努めなければなりません．また日当直時に輸血担当技師以外

の技師が検査を行う場合は，輸血検査のトレーニングなどを定期的に実施することも重要です．加えて，ABO 不適合輸血による事故が起こった場合に備え，ABO 異型輸血後の対応マニュアルなどを準備しておく必要があります．

検査室の対応[5,7]

① ただちに輸血を中止するように，臨床現場へ伝えます．日当直時に起こった場合は，輸血担当技師や輸血責任医師らに連絡します．

② 輸血された血液製剤が，当該患者へ輸血されているかを確認します．

③ 輸血前の患者検体で血液型検査，不規則抗体検査，交差適合試験を再検査します．

④ 輸血された血液製剤の血液型検査を行います．

⑤ 輸血後の患者検体で血液型検査，直接抗グロブリン試験（早期で陽性）を実施します．

⑥ 血管内溶血の有無を確認します（ヘモグロビン血症，ヘモグロビン尿，Hb 値，ハプトグロビンの低下，LD，AST，K，I-Bil の上昇など．Bil 値は 6〜12 時間後に上昇する）．

遅発性溶血性輸血反応（DHTR）

原 因

赤血球輸血による抗原刺激で産生もしくは増加した不規則抗体（ほとんどが IgG 型）が，体内に残存する輸血した赤血球と反応して溶血が起こります．また無症状で溶血所見を認めない場合は，遅発性血清学的輸血反応（delayed serologic transfusion reaction；DSTR）といわれています．

予防策[5,7]

不規則抗体検査や交差適合試験で検出できない検出限界以下の不規則抗体でも，二次免疫応答で DHTR が起こる場合があり，未然に防ぐことは困難といわれています．予防策として下記の対応があげられます．

① 不規則抗体検査に，IgG 型の不規則抗体の検出感度が高い検査法を用います．

② 交差適合試験のみでの輸血は行わず，輸血前に必ず不規則抗体検査を実施します．

③ 3 か月以内に輸血・妊娠歴がある場合は，採血日を含め輸血前 3 日以内の採血検体を用います．

④ 臨床的意義のある抗体が検出された患者に，その旨を記載したカード

（輸血関連情報カード：日本輸血・細胞治療学会 HP に掲載）を携帯してもらいます.

⑤ 輸血前後の患者検体と輸血した血液製剤のセグメントを保管します（原因検索のため輸血後 1 か月程度）.

⑥ 輸血後の生化学検査や血液検査などのデータをモニターし，早期発見に努めます.

⑦ DHTR の発症が予想される場合は，輸血検査室から担当医に十分な情報提供を行います.

検査室の対応[5,7]

原因が不明な場合は日本赤十字血液センターへ相談してみましょう.

① 輸血前後の検体による不規則抗体検査と交差適合試験の実施：輸血前検体では陰性，輸血後検体では陽性になります.

② 輸血後検体による不規則抗体の同定：原因抗体が一種類でなく複数関与する場合もあります.

③ 輸血後検体による直接抗グロブリン試験（DAT）：輸血した赤血球が残存している場合は陽性となります.

④ 輸血後検体による抗体解離試験：DAT が陰性でも，原因となる抗体が同定される場合があります.

⑤ 輸血された赤血球製剤の抗原確認：原因抗体に対する抗原が輸血した赤血球に存在します.

⑥ 溶血所見の有無：Hb 値，ハプトグロビンの低下，LD，AST，K，I-Bil の上昇，血清（血漿）または尿の色調を確認します.

非溶血性輸血反応

輸血関連急性肺障害（TRALI）

TRALI（transfusion-related acute lung injury）は急性呼吸窮迫症候群（acute respiratory distress syndrome；ARDS）に含まれ，輸血以外の ARDS 発症の危険因子を認めません（TRALI Type I）．輸血後 6 時間以内に ARDS を発症し，輸血以外の危険因子を認める場合は TRALI Type II（以前は possible-TRALI）といわれています[8].

> **MEMO**
>
> **ARDS の危険因子[8]：**
> 肺炎，胃内容物の誤嚥，吸気障害，肺挫傷，肺血管炎，溺水，肺以外の敗血症，外傷，膵炎，重症熱傷，非心原性ショック，薬物過剰投与.

248

原　因

　血液製剤中の白血球抗体〔HLA 抗体や HNA 抗体（抗好中球抗体）など〕や活性脂質などが，輸血された患者の白血球もしくは血管内皮細胞と反応することで肺障害を起こし，呼吸困難などを伴う重篤な輸血副反応の一つといわれています．輸血中もしくは輸血後 6 時間以内に発症し，TACO との鑑別が重要とされています（**表 3**）．

表3　典型的な TRALI と TACO の特徴

輸血関連急性肺障害（TRALI）	特　徴	輸血関連循環過負荷（TACO）
上昇することあり	体　温	変化なし
低下	血　圧	上昇
急性呼吸不全	呼吸器症状	急性呼吸不全
変化なし	頸静脈	怒張
ラ音	聴　診	ラ音，心音で S3（＋）の場合あり
両側びまん性浸潤影	胸部 X 線	両側びまん性浸潤影
正常もしくは低下	Ejection Fraction（駆出率）	低下
18 mmHg 以下	肺動脈楔入圧	18 mmHg をこえる
滲出性	肺水腫液	漏出性
正負どちらもありうる	水分バランス	正
あまりない	利尿剤の効果	有効
一過性の減少	白血球数	変化なし
<200 pg/mL	BNP	>1,200 pg/mL
ドナーの抗白血球抗体陽性でドナー，レシピエント間のクロスマッチ陽性	白血球抗体	ドナーの抗白血球抗体の存在は問わないが，陽性の場合はTACO と診断されていてもTRALI の可能性もある

（日本輸血・細胞治療学会　輸血副作用対応ガイド改訂版作成タスクホース；2014[7]をもとに作成）

予防策

・妊娠などの免疫刺激により抗白血球抗体を産生するため，海外では男性由来の血漿を優先的に使用しています．

・国内では 400 mL 採血由来の血漿製剤は，ほぼ 100％男性由来で製造されています．

| 検査室の対応 |
- ・輸血前後の患者血清を確保し，日本赤十字血液センターへ調査を依頼します．
- ・TACO との判別のため，院内で測定が可能であれば，輸血前後の患者検体で NT-proBNP の測定を担当医へ依頼します．
- ・胸部 X 線写真が撮影されていなければ担当医へ依頼します．

輸血関連循環過負荷（TACO）

| 原 因 |

TACO（transfusion associated circulatory overload）では，輸血の過剰な容量負荷，速度負荷，患者の心機能，腎機能，肺機能の低下などにより，呼吸困難をきたします．輸血後 6 時間以内に発症し，TRALI との鑑別が重要とされています（表 3）．

| 予防策 |
- ・輸血前の患者の心機能評価を行い，輸血量，輸血速度を考慮します．
- ・心機能，腎機能の低下が疑われる場合は，輸血速度を 1 mL/min 以下とし，輸血開始後 30 分間は患者のバイタルサインを定期的にモニターします．

| 検査室の対応 |
- ・輸血前後の患者血清を確保し，日本赤十字血液センターへ調査を依頼します．
- ・TRALI との判別のため，院内で測定が可能であれば，輸血前後の患者検体で NT-proBNP の測定を担当医へ依頼します．
- ・胸部 X 線写真が撮影されていなければ担当医へ依頼します．

輸血関連呼吸困難（TAD）

TAD（transfusion associated dyspnea）はおもに輸血後 6 時間をこえて 24 時間以内に発症する肺水腫等を伴う呼吸困難で[8]，TRALI，TACO，アレルギー性反応のいずれにも該当しない輸血副反応といわれています．

アレルギー性反応

輸血副反応のなかでもっとも頻度が高く，じんま疹や膨隆疹などの軽症では輸血中もしくは輸血開始後おおむね 4 時間以内に発症し，血圧低下や気管支痙縮などの重症では輸血開始後 10 分以内に生じる場合が多く，おおむね

２時間以内に発症するといわれています．

原　因

　肥満細胞や好塩基球が放出するヒスタミンなどの生理活性物質が原因とされ，多くのアレルギー性反応の因果関係は不明なことが多いといわれています．これらの細胞が活性化する原因として，

① 患者がハプトグロビンや IgA などの血漿蛋白を欠損し抗体を保有している場合，血液製剤中の血漿蛋白と反応して発症するアレルゲン依存的経路
② 保存中に血小板から放出される何らかの生理活性物質が，患者へ輸注されて発症すると想定されるアレルゲン非依存的経路

があると考えられています．

予防策

・輸血前に抗ヒスタミン剤を使用します．
・アナフィラキシーショックなどの重篤な場合や，輸血前処置を行っても頻回に発生する場合は，洗浄血小板製剤，洗浄赤血球製剤の使用を考慮します．
・血漿蛋白欠損が原因と思われる新鮮凍結血漿（FFP）輸血時は，欠損献血者由来 FFP の選択が必要です．

> **MEMO**
> 『科学的根拠に基づいた輸血有害事象対応ガイドライン』[9]には，非溶血性輸血反応におけるステロイド剤の予防投与についての有効性は明記されておらず，輸血中の比較的重篤なアレルギー性反応に対する投与は推奨されている．

検査室の対応

　予防策に応じて下記の対応を行います．

・日本赤十字血液センターへ連絡し，重篤な場合は「詳細調査票」と輸血前後の患者血清を提出します．日本赤十字血液センターでは，血漿蛋白の欠損や抗体検査，トリプターゼ測定が行われます．
・欠損献血者由来FFPが必要な場合は，日本赤十字血液センターへ事前に連絡します．
・洗浄血小板製剤や洗浄赤血球製剤は日本赤十字血液センターへ依頼，もしくは院内調製を行います．

発熱性非溶血性輸血反応（FNHTR）

　他に発熱の原因を認めず，輸血中〜輸血後数時間経過中に，38℃以上の発

熱，または輸血前から38℃以上の発熱が認められた場合は1℃以上の上昇を認め，悪寒や戦慄，頭痛，吐き気などを伴う場合があります[7]．これをFNHTR（febrile non-hemolytic transfusion reaction）といい，急性溶血性輸血反応，細菌感染症などとの判別が必要です．

原　因

下記の2つが考えられています．

① 抗白血球抗体，抗血小板抗体などの抗体による抗原抗体反応
② 血液製剤バッグ内に蓄積された発熱性サイトカインの関与

予防策

貯血前白血球除去（国内では2007年から実施）により，血液製剤中の白血球と患者が保有している白血球抗体との抗原抗体反応，血液製剤中の発熱性サイトカインの蓄積を防止することで，発生率が減少するといわれています．

頻回にFNHTRが発症する場合は，アセトアミノフェン（血小板機能に影響を与えない解熱剤）を輸血前投与する場合があります[9]．

検査室の対応

① 輸血時の状況の確認：発熱以外の症状の有無，輸血バッグの取り違えなどの有無，輸血バッグの状態など
② 急性溶血性輸血反応との判別：検体取り違えの有無，患者と輸血した血液製剤の血液型再確認，不規則抗体検査，交差適合試験の再検査
③ 輸血による細菌感染症との判別：輸血した血液製剤バッグの回収と状態確認
④ 日本赤十字血液センターへ報告

輸血後移植片対宿主病（PT-GVHD）

原　因

PT-GVHD（post-transfusion graft-versus-host disease）では，輸血用血液製剤中に含まれる供血者のリンパ球が，輸血患者のHLA抗原（白血球抗原）を認識・増殖することで，患者の体細胞を攻撃します．有効な治療法がないことから，致死的な輸血副反応といわれています．輸血後1〜2週間で発熱・紅斑が出現し，肝障害，下血，骨髄無形成，汎血球減少，多臓器不全などをきたし，輸血後1か月以内に死亡します．

予防策

輸血用血液製剤（FFP 以外）に放射線照射（γ 線もしくは X 線で 15〜50 Gy 照射）することで，供血者のリンパ球の分裂増殖能をなくし，GVHD 反応を防止します．FFP に照射しない理由として，FFP 輸血による GVHD 発症の報告がないこと，凍結・融解により供血者リンパ球の alloreactivity が消失しているとの報告[10]があることがあげられます．

MEMO

alloreactivity：同種反応性．宿主抗原に反応して GVHD を起こす機能．

検査室の対応

・緊急時でも必ず放射線照射した血液製剤を輸血するように，院内，検査部内における手順書を整備し，周知します．
・PT-GVHD 疑いの症例に遭遇した場合は，輸血責任医師，日本赤十字血液センターへ連絡します．

輸血後鉄過剰症

原因

生体では 1 日 1〜2 mg の鉄しか喪失しないといわれています．赤血球製剤は 1 単位あたり約 100 mg の鉄を含んでいるため，赤血球製剤輸血により過剰となった鉄が肝臓，心臓，内分泌器官などに沈着し，臓器障害が発生します．

予防策

慢性的に赤血球製剤を輸血している患者では，定期的に血清フェリチン値を測定し，1,000 ng/mL 以上，ただし血清フェリチン値が鉄過剰を必ずしも反映していないと想定される場合は総赤血球輸血量が 40 単位以上で鉄キレート剤による治療を検討することになっています[11]．

検査室の対応

・輸血後鉄過剰症や，定期的な血清フェリチン測定の必要性を院内へ周知し，注意を促します．
・輸血された単位数に応じて，定期的に血清フェリチンを測定できるようなシステムなどを構築します．

輸血関連高カリウム血症

国際輸血学会（ISBT）[12]においては，輸血後 1 時間以内に血清カリウム値＞5 mmol/L，もしくは前値より＞1.5 mmol/L の増加を認めた場合と定義しています．

原　因

　赤血球製剤は保存中に上清中のカリウム値が上昇し，特に放射線照射後は急増します．高カリウム血症は心停止など致死的な状態に陥ることがあり，注意が必要です．

予防策

　低出生体重児，腎不全患者，大量輸血時には，必要に応じてカリウム吸着フィルターを使用することで，カリウム値の上昇を防ぐことができます．また低体重出生児や腎機能が低下した児では，採血後 7 日以内の赤血球製剤を放射線照射後早期に使用することも有用です．

検査室の対応

① 患者の検査データ（特にカリウム値）の確認
② カリウム吸着フィルターの使用
③ 赤血球製剤の洗浄

その他の輸血副反応

血小板輸血不応状態（PTR）

　血小板には HLA クラス I（白血球抗原），HPA（血小板抗原），ABO 血液型抗原が存在しています．頻回輸血や妊娠により，患者に同種の HLA クラス I の抗体や抗 HPA 抗体が産生されることで，血小板製剤を輸血しても血小板数が増加しません．

輸血後紫斑病（PTP）

　血液製剤中の HPA（血小板抗原）と患者の抗 HPA 抗体が反応し，輸血後約 1 週間で発症する血小板減少症を PTP（post-transfusion purpura）といいます．患者自身の血小板も急激に減少するため，出血傾向を呈します．

低血圧性輸血副反応

　国際輸血学会[12]では，輸血中または輸血終了後 1 時間以内に発症し，収縮期血圧で 30 mmHg 以上の低下，および 80 mmHg 以下の収縮期血圧として定義されています．

　ここまでおもな輸血副反応を取り上げ，その原因や予防策，検査室に求められる対応などについて解説してきました．最後に，模擬症例で検査室の対応を考えてみましょう．

Practice

Case 問題

ある日の午後，新人技師ははじめての日勤に入っていました．「無事に業務が終了しますように……！」と思っていたところ，血小板製剤（PC）10単位の依頼がありました．

担当医「2，3日前から血小板製剤を連日輸血しているのに，血小板数が増加しないので，血小板製剤を依頼します」

新人技師は交差適合試験の検体で血液型を確認後，血液センターへ血小板製剤を発注しました．患者さんのデータを確認したところ，血小板数は$10×10^3/\mu L$ で，過去のデータは下記のとおりでした．

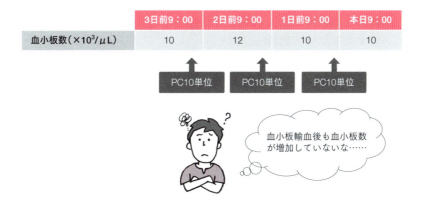

その日の夕方に血小板製剤が届き，輸血が開始されました．その日の夜勤担当者は輸血担当技師であったため，新人技師は上記について報告しました．

Q 輸血担当技師はどのように対応したらよいでしょうか？

Practice

Case 解説

　血小板製剤を輸血しても血小板数が上昇しないといった症例は比較的よくみられます．輸血患者の状況や検査データから，おおよその原因を予測することができます．

おもに考えられること

① 消耗性による血小板増加不良
② 抗HLA抗体や抗HPA抗体による血小板増加不良

予測血小板増加数や補正血小板増加数（CCI）により，①と②をおおよそ判別することが可能です（図5）．

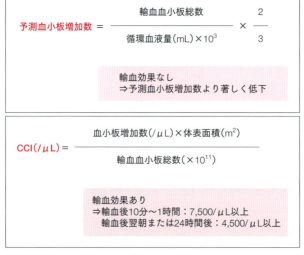

図5　予測血小板増加数と補正血小板増加数（CCI）

日本赤十字社のホームページに簡易計算式が掲載されている．

担当医へ連絡（図6）

　血小板製剤輸血後10分～1時間の血小板数の測定を提案します．また輸血後10分～1時間後の血小板値がCCIで増加を認められない場合は，抗HLA

図6 模擬症例の解説

輸血担当技師 は患者さんの検査データを確認し，担当医へ連絡しました．

 患者さんの血小板数が血小板製剤輸血後も上昇していないと伺いましたが，発熱や出血，感染症などはありませんか？

 そのような症状はありません．化学療法中なので，そのせいでしょうか？

 そうですね……．頻回輸血の患者さんなので，抗HLA抗体などがあるかもしれません．消耗性の血小板増加不良か，抗HLA抗体などが原因による血小板増加不良か，おおよそ判断するために補正血小板増加数（CCI）を測定してみてはいかがでしょうか．血小板製剤輸血後10分〜1時間のタイミングで採血をしていただき，血小板数がわかればCCIが確認できます．

 わかりました．検査をオーダーしておきます．

	本日9：00	本日19：00 （血小板10単位輸血後30分）
血小板数（×10³/μL）	10	13

$$CCI(/\mu L) = \frac{血小板増加数(/\mu L) \times 体表面積(m^2)}{輸血血小板総数(\times 10^{11})}$$

$$= \frac{(13,000 - 10,000) \times 1.695}{2.0} = 2,543/\mu L$$

輸血効果なし！

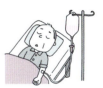
身長：170 cm
体重：60 kg

輸血担当技師はCCIが7,500/μL未満であったことから，輸血効果がないことを確認し，担当医へ連絡しました．

 患者さんの輸血後30分のCCIを確認したところ，輸血効果が認められませんでした．抗HLA抗体などが存在するかもしれませんので，血液センターへの検査依頼をお勧めします．抗HLA抗体が検出された場合は，HLA適合血小板製剤の適応となりますので，事前に血液センターへ予約が必要になります．その際は血液センターから検査結果が届き次第，あらためてご連絡します．

 わかりました．血液センターへ検査依頼します．

Practice

抗体や抗 HPA 抗体が存在する可能性がありますので，日本赤十字血液センターへの調査依頼を考慮しましょう．

おわりに

　輸血副反応は多岐にわたるため，輸血担当技師であっても対応に難渋する場合があります．日本輸血・細胞治療学会や日本赤十字社のホームページなどに，さまざまな情報やマニュアル，ガイドラインが掲示されていますので，それらを活用して院内における手順を整備・周知し，迅速に対応できるよう対策を講じておくことが重要と考えます．

文献/URL

1）日本輸血・細胞治療学会 ヘモビジランス小委員会：輸血製剤副反応動向—2021—．令和 5 年 11 月 21 日．http://yuketsu.jstmct.or.jp/wp-content/uploads/2023/12/0086ef986e4cd21f 6f052ab0abc05b22.pdf（2025 年 1 月 10 日アクセス）

2）厚生労働省医薬・生活衛生局血液対策課：血液製剤等に係る遡及調査ガイドライン．平成 17 年 3 月（令和 4 年 5 月一部改正）．https://www.mhlw.go.jp/content/001162537.pdf（2025 年 1 月 10 日アクセス）

3）日本臨床衛生検査技師会 監修：輸血・移植検査技術教本 第 2 版．丸善出版，2023．

4）厚生労働省医薬・生活衛生局血液対策課：輸血療法の実施に関する指針．平成 17 年 9 月（令和 2 年 3 月一部改正）．https://www.mhlw.go.jp/content/11127000/000619338.pdf（2025 年 1 月 10 日アクセス）

5）認定輸血検査技師制度協議会カリキュラム委員会 編：スタンダード 輸血検査テキスト 第 3 版．医歯薬出版，2017．

6）日本赤十字社血液事業本部技術部学術情報課：輸血用血液製剤取り扱いマニュアル．2023 年 5 月改訂版．https://www.jrc.or.jp/mr/news/pdf/handlingmanual2304.pdf（2025 年 1 月 10 日アクセス）

7）日本輸血・細胞治療学会 輸血副作用対応ガイド改訂版作成タスクホース：輸血副反応ガイド version 1.0．杏林舎，2014．

8）日本赤十字社：日本赤十字社における TRALI 及び TACO の評価基準変更のお知らせ．令和 3 年 3 月．https://www.jrc.or.jp/mr/news/pdf/info_202103.pdf（2025 年 1 月 10 日アクセス）

9）岡崎仁，他：科学的根拠に基づいた輸血有害事象対応ガイドライン．日本輸血細胞治療学会誌，**65**（1）：1-9，2019．

10）西村元子，他：新鮮凍結血漿中残存リンパ球の alloreactivity に関する検討．日本輸血学会雑誌，**42**（1）：28-30，1996．

11）厚生労働科学研究費補助金難治性疾患政策研究事業特発性造血障害に関する調査研究班：輸血後鉄過剰症の診療参照ガイド 令和 4 年度改定版．http://zoketsushogaihan.umin.jp/file/2022/Post-transfusion_iron_overload.pdf（2025 年 1 月 10 日アクセス）

12）ISBT, WORKING PARTY ON HAEMOVIGILANCE：PROPOSED STANDARD DEFINITIONS FOR SURVEILLANCE OF NON INFECTIOUS ADVERSE TRANSFUSION REACTIONS．https://www.isbtweb.org/resource/en-2011-isbt-proposed-standard-definitions-for-surveil lance-of-non-infectious-adverse-transfusion-reactions.html（2025 年 1 月 10 日アクセス）

索　引

和文索引

数字

2-ME	71
2-メルカプトエタノール	71

あ

亜型	22
アレルギー性反応	250

い

異型輸血	27

お

オモテ・ウラ不一致	58

か

可能性の高い抗体	69，92
カラム凝集法	5，11，67
カラム凝集法の反応像	34
間接抗グロブリン試験	65，89，105
寒冷凝集素	21，55，101

き

危機的出血への対応ガイドライン	228
規則抗体	62，74
キメラ	27，102
急性輸血副反応発生時の対応	240
急性溶血性輸血反応	75，246
吸着解離試験	25，96
凝集反応の判定	33
凝集反応の分類	33
緊急時の適合血の選択	59，228
緊急輸血	220

け

血小板輸血不応	254

こ

抗 CD38	57，131
交差適合試験	146
交差適合試験の結果の解釈	152
酵素法	66，90
抗体特異性の絞り込み	107
後天性（獲得性）B	20
抗ヒトグロブリン試薬	86
高頻度抗原	71，131
コミュニケーション	234
コンピュータクロスマッチ	156，229

さ

産科危機的出血への対応ガイドライン	229

し

試験管法	5，7
自己抗体	21，134
自己対照	89
ジチオスレイトール	71
自発凝集	55
主試験	149
主副不適合	202
主不適合	201
消去法	70，94
新任技師の教育	159

す

スライド法	5，12
スワーリング	244

せ

生理食塩液法	66，90
専門用語の伝え方	216

そ

造血幹細胞移植	200

た

胎児・新生児溶血性疾患 ················ 76, 165, 188
胎児母体間輸血症候群 ··························· 28
大量輸血プロトコール ························ 222
唾液中型物質 ··························· 24, 43

ち

遅発性輸血副反応発生時の対応 ····················· 241
遅発性溶血性輸血反応 ·········· 75, 170, 247
直接抗グロブリン試験 ························ 67

つ

追加パネル赤血球 ···························· 98

て

低・無γグロブリン血症 ························ 30
低イオン強度溶液 ···························· 87
低血圧性輸血副反応 ························· 254

は

発熱性非溶血性輸血反応 ····················· 251
汎血球凝集 ································ 19
反応増強剤 ··························· 65, 87

ひ

否定できない抗体 ···················· 69, 94
非溶血性輸血反応 ························· 248

ふ

不規則抗体 ··························· 62, 74
不規則抗体スクリーニング ·············· 63, 85
不規則抗体スクリーニングの検査手順 ········· 91
不規則抗体スクリーニング陽性から
　抗体同定までの流れ ······················ 93
不規則抗体同定検査 ························ 64
不規則抗体の臨床的意義 ····················· 108
副試験 ································· 149
副不適合 ······························· 201
部分凝集 ································· 38
分子標的治療薬 ··························· 131

へ

ヘテロ接合体 ····························· 68

ほ

補正血小板増加数 ························· 256
ホモ接合体 ······························· 68
ポリエチレングリコール液 ·················· 87

ま

マイクロプレート法 ··················· 5, 67
マイナーミスマッチ ······················· 201
まれな血液型 ····························· 80

め

メジャーマイナーミスマッチ ················ 202
メジャーミスマッチ ······················· 201

も

モザイク ································· 27

ゆ

輸血感染症 ······························· 244
輸血関連急性肺障害 ························· 248
輸血関連高カリウム血症 ····················· 253
輸血関連呼吸困難 ························· 250
輸血関連循環過負荷 ························· 250
輸血関連情報カード ························· 170
輸血拒否 ································· 142
輸血後移植片対宿主病 ······················ 252
輸血後紫斑病 ····························· 254
輸血後鉄過剰症 ··························· 253
輸血副反応 ······························· 238
輸血副反応の症状 ························· 239

よ

溶血性輸血反応 ··························· 246
予測血小板増加数 ························· 256

り

量的効果 ··························· 68, 94
臨床的意義のある抗体 ······················ 63

れ

連銭形成 ……………………………………… 28, 47

欧文索引

ABO 血液型 ……………………………………… 2, 80
ABO 血液型不適合造血幹細胞移植 ……………… 200
ABO 不適合造血幹細胞移植 ………………………… 30
acquired B ……………………………………… 20, 102
AHTR ……………………………………………… 75, 246
Bombay（Oh）型 ……………………………… 23, 80
CCI …………………………………………………… 256
cisAB 型 …………………………………………… 23, 53
DHTR ……………………………………… 75, 170, 247
Diego 血液型 ………………………………………… 82
DTT ………………………………………………… 71
DTT 処理 …………………………………………… 56
Duffy 血液型 ………………………………………… 81
D 陰性確認試験 …………………………………… 10
Fisher 確率計算法 ……………………………… 72, 98
FNHTR ……………………………………………… 251
Globoside 血液型 …………………………………… 83
HDFN ……………………………………… 76, 165, 188
HTR ………………………………………………… 246

H 抗原 ……………………………………………… 80
IAT ……………………………………………… 65, 89
IgG 感作赤血球 ……………………………… 65, 88
JR 血液型 ………………………………………… 82
Kell 血液型 ……………………………………… 82
Kidd 血液型 ……………………………………… 81
Landsteiner の法則 …………………………… 2, 62
Lewis 血液型 …………………………………… 83
LISS ……………………………………………… 87
MNS 血液型 ……………………………………… 82
MTP ……………………………………………… 222
P1PK ……………………………………………… 83
para-Bombay 型 ……………………………… 23, 80
partial D …………………………………………… 4
PEG ……………………………………………… 87
PLS ……………………………………………… 214
PT-GVHD ………………………………………… 252
PTP ……………………………………………… 254
RhD 血液型 ……………………………………… 3
Rh 血液型 ………………………………………… 81
TACO ……………………………………………… 250
TAD ……………………………………………… 250
TRALI …………………………………………… 248
weak D …………………………………………… 4
Xg 血液型 ………………………………………… 84

| 輸血検査 苦手克服BOOK | ISBN978-4-263-22940-8 |

2025年2月10日　第1版第1刷発行

　　　　編集　奥田　　誠
　　　　発行者　白石　泰夫
　　　　発行所　医歯薬出版株式会社
〒113-8612 東京都文京区本駒込1-7-10
TEL.（03）5395-7620（編集）・7616（販売）
FAX.（03）5395-7603（編集）・8563（販売）
https://www.ishiyaku.co.jp/
郵便振替番号　00190-5-13816

乱丁，落丁の際はお取り替えいたします　　印刷・三報社印刷／製本・明光社
© Ishiyaku Publishers, Inc., 2025. Printed in Japan

本書の複製権・翻訳権・翻案権・上映権・譲渡権・貸与権・公衆送信権（送信可能化権を含む）・口述権は，医歯薬出版(株)が保有します．
本書を無断で複製する行為（コピー，スキャン，デジタルデータ化など）は，「私的使用のための複製」などの著作権法上の限られた例外を除き禁じられています．また私的使用に該当する場合であっても，請負業者等の第三者に依頼し上記の行為を行うことは違法となります．

JCOPY ＜出版者著作権管理機構 委託出版物＞
本書をコピーやスキャン等により複製される場合は，そのつど事前に出版者著作権管理機構（電話03-5244-5088, FAX 03-5244-5089, e-mail:info@jcopy.or.jp）の許諾を得てください．